中国医学临床百家

刘 慧／著

手术与创伤后慢性疼痛
刘慧 2019 观点

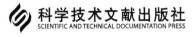
科学技术文献出版社
SCIENTIFIC AND TECHNICAL DOCUMENTATION PRESS

·北京·

图书在版编目（CIP）数据

手术与创伤后慢性疼痛刘慧2019观点 / 刘慧著. —北京：科学技术文献出版社，2019.5

ISBN 978-7-5189-5114-7

Ⅰ.①手… Ⅱ.①刘… Ⅲ.①外科手术—疼痛—诊疗— ②创伤—疼痛—诊疗 Ⅳ.① R610.5

中国版本图书馆 CIP 数据核字（2019）第 016145 号

手术与创伤后慢性疼痛刘慧2019观点

策划编辑：蔡 霞　　责任编辑：蔡 霞　　责任校对：文 浩　　责任出版：张志平

出 版 者	科学技术文献出版社
地 址	北京市复兴路15号　　邮编　100038
编 务 部	（010）58882938，58882087（传真）
发 行 部	（010）58882868，58882870（传真）
邮 购 部	（010）58882873
官 方 网 址	www.stdp.com.cn
发 行 者	科学技术文献出版社发行　全国各地新华书店经销
印 刷 者	北京虎彩文化传播有限公司
版 次	2019 年 5 月第 1 版　2019 年 5 月第 1 次印刷
开 本	710×1000　1/16
字 数	118千
印 张	13
书 号	ISBN 978-7-5189-5114-7
定 价	108.00元

序
Foreword

韩启德

欧洲文艺复兴后,以维萨利发表《人体构造》为标志,现代医学不断发展,特别是从 19 世纪末开始,随着科学技术成果大量应用于医学,现代医学发展日新月异,发生了根本性的变化。

在过去的一个世纪里,我国现代化进程加快,现代医学也急起直追。但由于启程晚,经济社会发展落后,在相当长的时期里,我国的现代医学远远落后于发达国家。记得 20 世纪 50 年代,我虽然生活在上海这个最发达的城市里,但是母亲做子宫切除术还要到全市最高级的医院才能完成;我患猩红热继发严重风湿性心包炎，只在最严重昏迷时用过一点青霉素。20 世纪 60—70 年代，我从上海第一医学院毕业后到陕西农村基层工作，在很多时候还只能靠"一根针，一把草"治病。但是改革开放仅仅 30 多年，我国现代医学的发展水平已经接近发达国家。可以说，世界上所有先进的诊疗方法，中国的医生都能做，有的还做得更好。更为可喜的是，近年来我国医学界开始取得越来越多的原创性成果，在某些点上已经处于世界领先地位。中国医生已经不再盲从发达国家的疾病诊疗指南，而能根据我们自己的经验和发现，根据我国自己的实际情况制定临床标准和规范。我们越来越有自己的东西了。

要把我们"自己的东西"扩展开来，要获得越来越多"自己的东西"，就必须加强学术交流。我们一直非常重视与国外的学术交流，第一时间掌握国外学术动向，越来越多地参与国际学术会议，有了"自己的东西"也总是要在国外著名刊物去发表。但与此同时，我们更需要重视国内的学术交流，第一时间把自己的创新成果和可贵的经验传播给国内同行，不仅为加强学术互动，促进学术发展，更为学术成果的推广和应用，推动我国医学事业发展。

我国医学发展很不平衡，经济发达地区与落后地区之间差别巨大，先进医疗技术往往只有在大城市、大医院才能开展。在这种情况下，更需要采取有效方式，把现代医学的最新进展以及我国自己的研究成果和先进经验广泛传播开去。

基于以上考虑，科学技术文献出版社精心策划出版《中国医学临床百家》丛书。每本书涵盖一种或一类疾病，由该疾病领域领军专家撰写，重点介绍学术发展历史和最新研究进展，并提供具体临床实践指导。临床疾病上千种，丛书拟以每年百种以上规模持续出版，高时效性地整体展示我国临床研究和实践的最高水平，不能不说是一个重大和艰难的任务。

我浏览了丛书中已经完稿的几本书，感觉都写得很好，既全面阐述有关疾病的基本知识及其来龙去脉，又介绍疾病的最新进展，包括笔者本人及其团队的创新性观点和临床经验，学风严谨，内容深入浅出。相信每一本都保持这样质量的书定会受到医学界的欢迎，成为我国又一项成功的优秀出版工程。

《中国医学临床百家》丛书出版工程的启动，是我国现代医学百年进步的标志，也必将对我国临床医学发展起到积极的推动作用。衷心希望《中国医学临床百家》丛书的出版取得圆满成功！

是为序。

作者简介

刘慧，主任医师，硕士研究生导师，现任四川大学华西医院疼痛科主任兼麻醉科副主任，卫生部疼痛临床重点专科学科带头人。1984 年四川医学院医学系本科毕业，1987 年毕业于华西医科大学临床医学院麻醉专业获硕士学位，1987 年 7 月留校工作，于华西医科大学附属第一医院（现四川大学华西医院）工作至今。

社会兼职：中国医师协会疼痛科医师分会副会长，四川省医学会疼痛专业委员会主任委员，中华医学会疼痛学分会常务委员，西部精神医学协会疼痛专业委员会主任委员，中国女医师协会疼痛专业委员会副主任委员，国际疼痛学会（IASP）会员，《中国疼痛医学杂志》常务编委，《实用疼痛学杂志》副主编，《华西医学》杂志编委。

擅长各种微创介入诊治技术，率先开展超声技术在疼痛领域的应用并完成系列超声临床研究，处于国内领先水平。具有较高的处理疑难病种的能力，是我国西部地区乃至全国著名的疼痛专家。

作为第一作者及通讯作者发表疼痛论文 60 余篇，承担课题十项，参编教材 7 部。已培养硕士研究生 22 人。

主要贡献有：

1. 完成超声在星状神经阻滞、脊柱相关阻滞及微创技术临床研究，是超声技术在疼痛领域应用的倡导者，目前该技术在国内、国际处于领先地位。

2. 在国内早期开展多学科合作的科室，通过疼痛俱乐部（由多学科组成），使本科室疼痛诊治水平得到各科专家青睐，提高疼痛学科影响力。

3. 开展癌痛规范化病房创建及"无痛"医院建设：通过疼痛科提供技术支持，医院职能部门协调、监管模式，实现疼痛科引领多学科合作"无痛"医院建设。

4. 所在科室作为疼痛专业医师培训基地，积极倡导疼痛专业医师规培的实施，受到业内一致好评。

前言

Preface

　　手术与创伤后慢性疼痛是手术或创伤后并发的一类疼痛综合征，总体发生率为 10%～50%，其中 2%～10% 为重度疼痛。此类疼痛常常影响患者睡眠、工作、情绪、社交，降低生活质量。手术与创伤后慢性疼痛，是一种让医生尴尬、让患者痛苦的疾病，是一个不能不提的话题。

　　手术与创伤后慢性疼痛的发生与手术及创伤因素、遗传易感性、早期疼痛体验、社会心理学因素及患者年龄、性别等多重因素相关，如何尽量减弱或避免这些危险因素的影响，给予这类疼痛高风险患者以特别照护，加强急性疼痛管理，防止手术与创伤后急性疼痛向慢性疼痛转变，重视患者的认知和行为干预，最大程度地减少手术与创伤后疼痛的发生，已成为手术及创伤后疼痛的热点问题。

　　在手术与创伤后疼痛发生机制上，需要在探索中求真知，笔者提出：患者性别、年龄、应激、心理因素、遗传因素、手术因素、麻醉药物和麻醉方式等是其发生的易发因素；手术与创伤后疼痛不仅表现为急性疼痛，更有急性疼痛向慢性疼痛，尤其是慢性神经病理性疼痛的转变的发生。因此，我们呼吁：重视手术与创伤后急性疼痛的治疗处理，这是预防发生慢性疼痛的关键。

在手术与创伤后疼痛的治疗上，本书中不仅介绍了药物治疗、微创介入治疗、康复治疗及心理治疗等相关知识，同时笔者也给读者分享了相关的国际国内指南，但对这类复杂疼痛，治疗效果仍难达到满意效果。因此，我们仍需要进行进一步的探索其发生机制，以及从机制出发，对治疗方法的不断探索。

本书的著成，得益于近年来大众对手术与创伤后疼痛的高度关注及中华医学会疼痛学分会和科学技术文献出版社策划的"中国医学临床百家丛书"项目的精诚合作。感谢冯志英教授、吴超然教授、刘飞教授、肖红教授、冯艺教授、申文教授、杨晓秋教授及张小梅教授，他们精益求精地对文稿的内容提出了宝贵意见！感谢卢帆、文传兵、郑碧鑫、田杰、樊宇超等青年学者查阅国内外大量文献资料！最后感谢科学技术文献出版社蔡霞主任对本书出版给予的支持和指导！感谢所有为促成本书出版而做出努力的人们！

目 录
Contents

手术与创伤后慢性疼痛流行病学

手术后慢性疼痛综合征（chronic postsurgical pain，CPSP）是手术后并发的一类疼痛综合征，是影响术后患者睡眠、工作、情绪、社交及生活质量的重要因素。文献较多提及术后 CPSP，而创伤后慢性疼痛综合征文献提及较少。

流行病学调查显示，约 80% 手术患者经历过术后急性疼痛，其中中度以上疼痛占到 86%。随着手术康复，大多数患者术后疼痛可消失，但仍有部分患者遗留术后慢性疼痛，其发病率和严重程度比预料的更严重。挪威的一项调查发现，在过去的 3 年里，24% 的人群接受过一种以上的手术，其中 40.4% 的手术患者报告在手术区域存在慢性疼痛，其中 18.3% 为中重度疼痛。Kehlet 等人估计，手术后慢性疼痛的总体发生率在 10% ~ 50%，重度疼痛为 2% ~ 10%。一项在欧洲 11 个国家 21 家医院有关 CPSP 的调查显示，手术后 6 个月轻度疼痛和中重度疼痛的发生率分别为 24% 和 16%，手术后 12 个月分别为 23%

和12%。Johansen A 等实施的一项术后 CPSP 调查发现，手术后慢性疼痛的发生率是40.4%，其中重度疼痛的发生率是6.6%。不同部位的手术 CPSP 的发生率相差很大，髋部、下肢手术的发生率较高，约63.4%；腹盆腔手术的发生率较低，约20.3%。6.5%的患者将手术归为疼痛的病因或病因之一，其中有50%的患者会将 CPSP 归为慢性疼痛的一种。可见，CPSP 的发生率可能会更高，并且没有引起患者足够的重视。

流行病学调查是目前研究 CRPS 的重要手段之一，有助于了解和明确手术后急性疼痛向慢性痛转化的高风险因素，其涵盖了术前、术中和术后多种因素。因为对手术后慢性疼痛的理解不同，研究的时间窗不同，研究的方向不同（神经病理性疼痛、混合型疼痛）和手术后慢性疼痛的发生机制不同（不同的手术可以有不同的疼痛机制，而同一种机制也可以出现在不同的术后疼痛中），手术后慢性疼痛发生率差别较大。最近，Darin Correll 回顾了从2014年1月至2017年2月有关手术后慢性疼痛发生率和危险因素的文章，发现常见手术后慢性疼痛发生率变异较大（表1）。在综合文献研究后，列举了常见手术后疼痛综合征发病率（表2）。当然，不同的手术 CPSP 发生率及其严重程度不同，可能受到手术因素、患者生理状态、心理状态等多种因素影响。

表 1 不同部位及种类 CPSP 的发生率

手术部位及种类	CPSP 发生率	中至重度 CPSP 发生率
腹部手术 *	17% ～ 31%#	—
乳腺手术	30% ～ 60%‡	14%
心脏手术	4% ～ 43%‡	—
子宫切除术	26%	9% ～ 10%
腹股沟疝修补术	9% ～ 43%#	—
矫形外科手术 **	19% ～ 22%	—
门诊小手术 ***	15%	—
（全）膝关节置换术	16% ～ 58%	22%
胸廓切开术	39% ～ 57%#	—
胸腔镜手术	11% ～ 30%	—
甲状腺切除术	37%	—

注：*，供肝手术、结直肠腹腔镜手术、急诊剖腹手术和自体腹部组织乳房再造术；**，肩关节置换术和踝或腕关节骨折固定术；***，具有高位因素的手术是泌尿外科、普外科、整形外科和矫形外科的手术；#，随着时间延长发生率无下降；‡，随着时间延长发生率下降。
来自：Chapman C R，Vierck C J. The Transition of Acute Postoperative Pain to Chronic Pain：An Integrative Overview of Research on Mechanisms. J Pain，2017，18（4）：359.e1-359.e38.

表 2 常见 CPSP 发生率

常见手术	CPSP 发生率	重度疼痛发生率	神经病理性疼痛发生率
胸廓切开术	25% ～ 68%	4% ～ 12%	32.5% ～ 66%
胸骨切开术	27% ～ 40%	13%	没有评估
乳腺手术	68% ～ 93%	13% ～ 27%	25% ～ 70%
疝修补术	10% ～ 40%	2% ～ 7%	27% ～ 35%
截肢手术	50% ～ 80%	20% ～ 30%	没有评估
矫形手术	35% ～ 50%	15% ～ 22%	6% ～ 9%

注：金毅，李伟彦.疼痛病学诊疗手册手术与创伤后疼痛病分册.北京：人民卫生出版社，2017.

1. 胸科手术后慢性疼痛综合征

文献报道，胸科手术后慢性疼痛综合征（post-thoracotomy pain syndrome，PTPS）的发生率为 14% ～ 83%，其中神经病理性疼痛的发生率为 22% ～ 66%。对于单纯肺癌手术，文献报道，PTPS 3 个月到 7 年的发生率为 5% ～ 80%。Kinney 等对 110 例胸科手术后患者进行随访，发现 3 个月后 PTPS 发生率为 68%，16% 的患者需要应用阿片类药物。Monique A H 等发现 PTPS 发生率为 40% ～ 47%，而 50% 的患者患有神经病理性疼痛。Mongardon 等发现，术后 1 年的 PTPS 发生率为 48%，但是神经病理性疼痛的发生率仅为 12%。Guastella 等随访结果显示，PTPS 发生率为 70%，而神经病理性疼痛的发生率 29%。国内很多单位也开展了 PTPS 的流行病学调查。黄宇光等回顾性分析，2009 年 2 月到 2010 年 5 月的 607 位胸科手术患者，发现 PTPS 发生率为 64.5%。彭志友等对 2011—2012 年的 1284 例胸科手术患者回顾性随访，发现 PTPS 发生率为 24.9%，其中病理性疼痛发生率为 32.5%。2014 年 Bayman 和 Brennan 的一项 Meta 分析表明，自 20 世纪 90 年代至今，PTPS 的发生率一直比较稳定，术后 3 个月、6 个月和 1 年的发生率分别为 57%、39 ～ 56% 和 50%。其疼痛表现多样，有钝痛、跳痛、压痛、针刺及电击样疼痛。疼痛因咳嗽、温度改变、肩部移动而加重，或因情绪紧张、阴天或天气的快速变化、携重物、手术侧胸部着床及用手术侧手工作而加重。32.5% ～ 66% 的患者表现为神经病理性疼痛，有神经病理性疼痛表现的患者中重度疼痛的发生率较高，同时其皮肤异常感觉、痛觉过敏及皮温改变发生率也较高。胸科手术后感觉障碍的发生率约 40%，其中 76% 的患者伴肋间区感觉的改变。发生 CPSP 的患者中感觉障碍的发生率是 63%，在没发生 CPSP 的患者中感觉障碍的发生率是 25%，两者有显著差异。手术以外部位的疼痛发生率高达 64%，其中背部疼痛占 65%，这些部位的疼痛评分（VAS）值约为 5 分。一旦发生手术后慢性疼痛，疼痛强度是否随时间推移加重，说法不一。对于伴有神经病理性疼痛的 CPSP 患者，疼痛对其生活质量造成极大影响，甚至产生睡眠障碍。CPSP 患者生理功能、健康指数等与非 CPSP 患者相比均有显著差异，明显下降。

胸腔镜手术（video-assisted thoracoscopy surgery，VATS）有望通过更少损伤减少 PTPS 的发生。很多临床观察发现，VATS 手术后慢性疼痛发生率与普通开胸手术相似，有 1/3 的患者发展为神经病理性疼痛。Monique A H 等对 2004 年 1 月到 2006 年 9 月 243 例胸科手术（包括普通开胸手术和 VATS）后患者随访，有效随访 204 位患者，其中普通开胸手术后 PTPS 发生率为 40%，而 VATS 后 PTPS 发生率为 47%，其中确定的神经病理性疼痛为 23%，可疑神经病理疼痛的发生率为 30%。也就是说，约 50% 的患者为神经病理性疼痛。最近 Darin Correll 回顾多个最新文献，发现与开胸手术相比，VATS 术后 PTPS 的发生率目前认为会有下降，后者为 11% ～ 30%。由此可见，开胸手术和胸腔镜手术后疼痛部位并没有明显差异，疼痛主要是手术区域和放置胸腔引流管处。

文献报道，PTPS 发生率大多集中于胸科手术，而心脏手术后 PTPS 的发生，冠状动脉搭桥术占 30% ～ 50%，发展成为严重疼痛的概率为 5% ～ 10%。沈蓓等对冠状动脉搭桥术患者进行随访，其中 54 例完成随访，PTPS 发生率为 53.7%。冠状动脉搭桥术内乳动脉移植要比隐静脉移植出现慢性疼痛的更为普遍。小切口心脏手术与普通心脏手术的术后慢性疼痛发生率相似。

PTPS 的发生情况可能与时间有关系。2001 年 Gotoda Y 等报道随访的 85 例开胸手术后的患者，术后 1 天，50 例患者疼痛，轻度疼痛 39 例，中度疼痛 11 例；术后 1 个月，60 例患者发生 PTPS，其中轻度疼痛 34 例，中度疼痛 14 例，重度疼痛 12 例；术后 1 年，35 例患者仍患有 PTPS，其中轻度疼痛 33 例，中度疼痛 2 例；48% 的患者在术后 2 ～ 12 个月有改善。Perttunen 等报道，术后 3 个月时 PTPS 发生率为 80%，6 个月时为 75%，1 年时为 61%，表明随着时间的推移疼痛有所改善。但也有不同的研究结果。Dajczman 等观察发现，胸科术后 1 年时，有 50% 的患者出现慢性疼痛；术后 2 年时，发生率高达 73%；术后 3 年，发生率为 54%；术后 4 年，发生率为 50%；术后 5 年，发生率为 30%。这可能是观察时间最长的文献，同时作者也发现，疼痛并没有随着时间而改变，除非药物等措施介入。

2. 乳腺手术后慢性疼痛综合征

对于乳腺手术后慢性疼痛综合征（post-mastectomy pain syndrome，PMPS），不同的临床研究其发生率差异很大。Gartner R 等开展的一项关于乳腺癌的全国性问卷调查发现，约有 50% 做过乳腺癌手术的女性会发生 CPSP，其中重度疼痛占 13%；65% 的患者表现为疼痛伴以腋区为主的感觉障碍，即出现神经病理性疼痛。在一项 207 人参与的乳腺全切术或乳腺肿瘤切除及淋巴结清扫术的研究中，术后 3 个月 CPSP 的发生率为 14%，其中有神经病理性表现的患者高达 71.4%。Darin Correll 回顾多个文献发现，PMPS 发生率为 30% ~ 60%，大部分患者表现为轻度疼痛，中重度疼痛的发生率为 14%，乳腺再造术与乳腺切除术的 PMPS 发生率相当高。

疼痛频率最高的部位是乳腺区，其次是腋区、手臂和手术侧身体。乳腺癌术后慢性疼痛不仅可以出现乳腺区、腋区、上肢等手术相关区域，同时也可以出现在与手术不相关的区域。出现的症状各不相同，47% 的患者出现至少一个部位的疼痛，且随时间推移并没有加重趋势。神经病理性疼痛发生率统计差异较大，波动于 25% ~ 70%。感觉障碍的发生率为 58%；保留乳腺辅助淋巴结清扫及乳腺放射治疗的患者感觉障碍的发生率较低，约 31%；保留乳腺行腋淋巴结清扫并辅助乳腺放射治疗或乳腺及局部区域放射治疗的患者感觉障碍发生率较高，达 85%。65% 的患者出现感觉障碍的同时伴有疼痛，而 23% 的患者仅有感觉障碍，不伴疼痛，两者有显著差异，这说明感觉障碍和神经损伤与 CPSP 的发生呈正相关。

在 2015 年，Mejdahl 等指出术前的疼痛是发生 PMPS 的危险因素，同时 Andersen 等发现年龄＜ 65 岁、保乳手术、腋窝淋巴结清扫、中至重度的术前疼痛、急性术后疼痛、术前低舒张压和术后 1 周内有神经病理性疼痛的迹象均是发生 PMPS 的危险因素。2016 年，Baudic 等确定情感性精神病（无法准确识别和表达情感）和灾难化的情绪都是发生 PMPS 的危险因素，尤其是后者在亚急性疼痛转化为慢性疼痛过程中起了重要作用。以上提到的各项因素均有可能是发生 PMPS 的危险因素，但缺乏可信的分析。近期一项 Meta 分析确定了以下因素是发生 PMPS 的危险因素：年轻、放射治疗、腋窝淋巴结清扫、急性术后疼痛和术前的疼痛。

3. 疝修补术后慢性疼痛综合征

疝修补术术式较多，不同手术方法 CPSP 发生率亦不同，波动于 10% ～ 40%。Powell R 等在一项关于疝修补的前瞻性队列研究中发现术后 4 个月后 CPSP 的发生率为 39.5%，中重度疼痛约占 23%。另一项有 300 名患者参与的关于放与不放补片的腹股沟疝手术 CPSP 发生情况的临床随机对照试验中，对最终被纳入的 153 名患者进行长达 129 个月的门诊随访发现，两组患者均无 CPSP 发生。Singh A N 等一项关于腹腔镜（laparoscopic inguinal herniarepair，LIHR）及开放性疝修补（open mesh repair，OMR）的前瞻性随机对照研究中，术后 3 个月、术后 6 个月、术后 12 个月静息痛的发生率分别是 29.8%、12.1% 和 19.7%，两组之间没有显著差异。然而，日常活动及剧烈活动时几乎均有不同程度的疼痛，OMR 组明显痛于 LIHR 组，两组之间有显著差异。两组之间在生理功能、躯体疼痛及总体健康状况方面也有显著差异。另一项关于 LIHR 和 OMR 的随机对照研究发现，LIHR 和 OMR 两组患者术后 5 年内，开放性手术慢性疼痛发生率是腔镜手术的 2 倍。但在一项关于放与不放补片的长达 10 年的随机对照性的临床试验中发现，术后 10 年两组均未出现慢性疼痛或影响日常生活的不适感觉。Bugada 等有关单侧开放性使用补片的腹股沟疝修补术研究表明，术后 3 个月 CPSP 的发生率为 9.3%，其严重程度与术前的动脉血压有关，血压越高其疼痛程度越严重。

年龄与腹股沟疝修补术 CPSP 的发生有一定的相关性。2015 年一项单侧或双侧、首次或再次腹股沟疝修补术的研究发现，术后 1 年 CPSP 的发生率：18 ～ 40 岁为 43%，40 ～ 60 岁为 29%，＞ 60 岁为 19%。说明年龄越轻发生腹股沟疝修补术 CPSP 的可能性越大。由此可见，年轻、术前高血压状态及开放手术均是腹股沟疝修复术 CPSP 发生的危险因素，而是否与补片放置及麻醉因素有关仍存在争议。

4. 截肢后慢性疼痛综合征

截肢手术是一个潜在的致残手术，CPSP 是严重影响截肢患者生活质量的常见因素。有时慢性疼痛对患者生理和心理的影响甚至超过截肢本身。截肢患者常出现两种形式的疼痛，即幻肢痛和残肢痛，两种疼痛的发生率均较高。一项有 1538 名患者参与的全国性调查显示，术后 4 周幻肢痛和残肢痛的发生率分别是80% 和 67.7%，有 53.9% 的患者表示幻肢痛对其日常生活造成影响，27% 的患者表示有严重影响；有 59.7% 的患者表示残肢痛对其日常生活造成影响，26.5% 的患者表示有严重影响。另一项前瞻性研究发现，截肢术后 6 个月和术后 2 年幻肢痛的发生率分别是 65% 和 59%，残肢痛的发生率分别是 22% 和 21%。疼痛的部位和疼痛特点在前半年有改变，后面基本稳定。Ephraim P L 等进行的一项关于截肢患者的横断面研究发现，高达 95% 的截肢患者在调查的前 4 周内经历与截肢相关的一种或多种疼痛。幻肢痛的发生率较高，约 80%，其中重度疼痛发生率为 38.9%，27%的患者表示疼痛极其让人厌烦。残肢痛的发生率约 67.7%，创伤性截肢 CPSP 发生率是血管源性截肢的 1.7 倍。残肢痛患者主要表现为中度疼痛，29.9% 的患者表现为重度疼痛。恶性肿瘤患者截肢术后残肢痛的严重程度轻于血管源性截肢，26.5% 的患者表示其疼痛极其让人厌烦。与近端肢体截肢术相比，远端肢体截肢术 CPSP 更让人厌烦。

Darin Correll 回顾多个最近文献发现，肢体截肢手术术后幻肢痛的发生率为 75%，其中约有 60% 的患者同时伴有残肢痛，虽然二者并不一定同时发生，但二者确实存在密切的联系。最近一项研究表明，美国 2005 年共有 1600 万名失去肢体者，而这个数字到 2050 年可能会增加到 3600 万名。由此可见，幻肢痛和残肢痛将是巨大的社会和医学问题。

最近研究表明，上肢截肢术后幻肢痛的发生率要高于下肢。女性截肢术后幻肢痛的发生率高于男性，而且疼痛的强度更为剧烈、干预效果更差，同时伴有灾难化的情绪。幻肢痛的发生有一定的时间性，一般存在两个发生高峰，一个是在术后 1 个月以内，另一个是在术后 1 年，而且随着时间的延长其发生率是逐步上升。

综上所述，截肢后慢性疼痛综合征的危险因素主要为：女性、上肢截肢术、截肢术前的疼痛情况、术后残肢疼痛情况及截肢术后的时间。其他（如压力、焦虑、抑郁和其他情感障碍）可能与幻肢痛的维持及加重有关，尤其是抑郁。有研究表明，伴有抑郁情绪的患者截肢术后疼痛的严重程度明显高于不伴有抑郁情绪的患者。基因因素也是一个不可忽视的重要因素，Fabian 等研究的结果为截肢术后幻肢痛和残肢痛发生发展的个体易感性假说提供了有力支持。他们认为，这种个体易感性似乎部分不同于每种类型的疼痛，可能受到不同的及重叠的遗传因素的影响，其研究结果可以为截肢术后相关疼痛研究选择有价值的表型提供依据。

5. 矫形外科手术后慢性疼痛综合征

常见发生术后疼痛的关节手术主要是髋关节和膝关节，术式主要有关节置换术和关节成形术，CPSP 的发生率在 10% ～ 35%。一项膝关节矫形术的调查发现，35% 的患者发生对日常生活造成干扰的 CPSP，与手术方式无关，持续时间超过 1 年，静息状态和活动时均会出现疼痛；25% 的患者睡眠受到影响；45% 的患者需要用药物控制疼痛。

关节置换术以全髋关节置换术（total hip arthropathy，THA）和全膝关节置换术（total knee arthropathy，TKA）多见。一项首次行关节置换的观察性研究发现，TKA 后 CPSP 的发生率为 44%，THA 后 CPSP 的发生率为 27%，其中重度疼痛的发生率分别为 34% 和 22%，神经病理性疼痛的发生率分别为 13% 和 5%；3 ～ 4 年后仍有重度疼痛的比例分别为 15% 和 6%，神经病理性疼痛发生率为 6% 和 1%。

Darin Correll 回顾多个最近文献，发现骨性关节炎 TKA 后 CPSP 发生率约为 58%，其中 11% 合并神经病理性疼痛，中至重度疼痛的发生率为 22%。THA 患者 CPSP 发生率约 27%，其中 3% 的患者表现为持续性疼痛，22% 的患者表示疼痛不能忍受，2% 的患者表示疼痛程度超过关节置换前。神经病理性疼痛发生率是 6%。踝关节或腕关节骨折术后 CPSP 的发生率为 19%，这其中 43% 的患者合并神经病理性疼痛，而且均与术前的疼痛状态有明显的相关性。

术前屈伸关节即可引发严重疼痛的患者，术后中至重度疼痛的发生率是无术前此症状患者的 10 倍。说明术前的疼痛程度与术后 CPSP 的发生密切相关。同时，研究表明年龄和性别不是全膝关节成形术后 CPSP 发生的危险因素。Lewis 等人于 2015 年做了一项 Meta 分析，对骨性关节炎或类风湿性关节炎患者行单侧或双侧 TKA 术后 3 个月至 7 年 CPSP 发生的危险因素进行了分析，他们认为心理健康状态、术前膝关节的疼痛情况、其他部位的疼痛情况及灾难化的情绪是 CPSP 发生的危险因素。有一项前瞻性队列研究提出了相反的看法，认为灾难化的情绪与 CPSP 的发生无关，而且灾难化的情绪的分值随着时间延长大幅度下降。因此，术前膝关节的疼痛情况是目前公认的危险因素。

综上所述，由于研究时间、方法、定义的诠释等不同，同一类手术不同的文献报道的 CPSP 发病率差异很大。但目前一致认为 CPSP 是一种发生率较高的手术并发症，显著影响患者的日常功能和心理状态。CPSP 的发生与手术因素、遗传易感性、早期疼痛体验、社会心理学因素及患者年龄、性别等多种因素相关，尽量避免或减弱这些危险因素的影响，给予 CPSP 高风险患者特别照护、加强急性疼痛管理。重视患者的认知和行为干预可能会降低 CPSP 发生的风险。

参考文献

1. Chapman C R, Vierck C J.The transition of acute postoperative pain to chronic pain: an integrative overview of research on mechanisms. Journal of Pain, 2017, 18 (4): 359.e1-359.e38.

2. 杨娟，冯智英 . 术后慢性疼痛流行病学及风险因素的研究进展 . 国际麻醉学与复苏杂志，2017，(2)：179-184.

3. Werner M U, Kongsgaard U E.Defining persistent post-surgical pain: is an update required.Br J Anaesth, 2014, 113 (1): 1-4.

4. Fletcher D, Stamer U M, Pogatzki-Zahn E, et al.Chronic postsurgical pain in Europe. Eur J Anaesthesiol, 2015, 32 (10): 725-734.

5. Bayman E O, Brennan T J.Incidence and severity of chronic pain at 3 and 6 months after thoracotomy: meta-analysis. J Pain, 2014, 15 (9): 887-897.

6. Wildgaard K, Ringsted T K, Hansen H J, et al.Persistent postsurgical pain after video-assisted thoracic surgery—an observational study. Acta Anaesthesiol Scand, 2016, 60 (5): 650-658.

7. Niraj G, Kelkar A, Kaushik V, et al.Audit of postoperative pain management after open thoracotomy and the incidence of chronic postthoracotomy pain in more than 500 patients at a tertiary center. J Clin Anesth, 2017, 36: 174-177.

8. Alkan A, Guc Z G, Senler F C, et al.Breast cancer survivors suffer from persistent postmastectomy pain syndrome and posttraumatic stress disorder (ORTHUS study): a study of the palliative care working committee of the Turkish Oncology Group (TOG) . Support Care Cancer, 2016, 24 (9): 3747-3755.

9. Mejdahl M K，Mertz B G，Bidstrup P E，et al.Preoperative distress predicts persistent pain after breast cancer treatment：A prospective cohort study.J Natl Compr Canc Netw，2015，13（8）：995–1003.

10. Andersen K G，Duriaud H M，Jensen H E，et al.Predictive factors for the development of persistent pain after breast cancer surgery. Pain，2015，156（12）：2413–2422.

11. Baudic S，Jayr C，Albi-Feldzer A，et al.Effect of alexithymia and emotional repression on postsurgical pain inwomen with breast cancer：aprospective longitudinal 12-month study.J Pain，2016，17（1）：90–100.

12. Langeveld H R，Klitsie P，Smedinga H，et al.Prognostic value of age for chronic postoperative inguinal pain.Hernia，2015，19（4）：549–555.

13. Bugada D，Lavand' homme P，Ambrosoli A L，et al.Effect of preoperative inflammatory status and comorbidities on pain resolution and persistentpostsurgical pain after inguinal hernia repair. Mediators Inflamm，2016，2016：5830347.

14. Kurmann A，Fischer H，Dell-Kuster S，et al.Effect of intraoperative infiltrationwith local anesthesia on the development of chronic pain after inguinal hernia repair：a randomized, triple-blinded, placebo-controlled trial. Surgery, 2015, 157 (1)：144–154.

15. Foell J，Bekrater-Bodmann R，Flor H，et al.Phantom limb pain after lower limb trauma：origins and treatments. Int J Low Extrem Wounds，2011，10：224-235.

16. Høvik L H，Winther S B，Foss O A，et al.Preoperative pain catastrophizing andpostoperative pain after total knee arthroplasty：a prospective cohort study with one

year follow-up. BMC Musculoskelet Disord，2016，17：214.

17. Davidson J H，Khor K E，Jones L E. A cross-sectional study of post-amputation pain in upper and lower limb amputees，experience of a tertiary referral amputee clinic. Disability and Rehabilitation，2010，32（22）：1855–1862.

18. Hirsh A T，Dillworth T M，Ehde D M，et al. Sex differences in pain and psychological functioning in persons with limb loss. Journal of Pain，2010，11（1）：79–86.

19. Ephraim P L，Wegener S T，MacKenzie E J，et al. Phantom pain，residual limb pain，and back pain in amputees：results of a national survey. Archives of Physical Medicine and Rehabilitation，2005，86（10）：1910–1919.

20. Streit F，Bekrater-Bodmann R，Diers M，et al.Concordance of phantom and residual limb pain phenotypes in double amputees：evidence for the contribution of distinct and common individual factors. J Pain. 2015，16（12）：1377-1385.

21. Petersen K K，Arendt-Nielsen L，Simonsen O，et al.Presurgical assessment of temporal summation of pain predicts the development of chronic postoperative pain 12 months after total knee replacement. Pain. 2015，156（1）：55–61.

22. Pagé M G，Katz J，Romero Escobar E M，et al.Distinguishing problematic from nonproblematic postsurgical pain：a pain trajectory analysis after total knee arthroplasty. Pain，2015，156（3）：460–468.

23. Lewis G N，Rice D A，McNair P J，et al.Predictors of persistent pain after total knee arthroplasty：a systematic review and meta-analysis. Br J Anaesth，2015，114（4）：551–561.

24. Peng Z，Li H，Zhang C，et al. A retrospective study of chronic post-Surgical pain following thoracic surgery：prevalence，risk factors，incidence of neuropathic component，and impact on qualify of life.PloS One，2014，9（2）：e90014.

25. 金毅，李伟彦 . 疼痛病学诊疗手册手术与创伤后疼痛病分册 . 北京：人民卫生出版社，2017.

（冯志英）

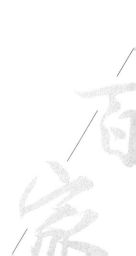

手术与创伤后慢性疼痛的易发因素

导致急性术后疼痛向慢性术后疼痛（chronicpost-surgical pain，CPSP）转化的因素众多，目前认为 CPSP 的发生、发展是多因素相互作用的结果，患者的术前情况、手术因素、麻醉方式和麻醉药物、麻醉管理方式、术后急性疼痛程度及其他治疗措施等多种因素都可以影响 CPSP 的发生。

6. CPSP 的易发因素与患者术前情况有关

（1）性别

女性是大多数严重急性、慢性疼痛的危险因素，在 CPSP 患者中也不例外，目前的研究大多认为女性患者术后更容易形成慢性疼痛。

（2）年龄

与其他慢性疼痛老年患者相对发生率更高的，年轻患者是常见的一项独立的 CPSP 易发因素。在行乳腺癌的手术的患者中，年轻女性 CPSP 的发生率高于老年女性患者，Smith 等研究发现，在患乳腺癌行乳腺切除手术的患者中，30～49 岁的女性患者 CPSP 发生率为 65%，50～69 岁的女性患者 CPSP 发生率为 40%，＞70 岁的女性患者 CPSP 发生率仅为 26%。年轻女性 CPSP 高的原因可能与其对神经损伤敏感性较高、术中相对更广泛的腋窝淋巴结清扫相关，也可能与年轻患者术前容易焦虑，使疼痛阈值降低有关。年轻女性乳腺癌患者容易发生 CPSP，其他手术导致的 CPSP 患者也具有类似年龄分布趋势，Poobalan 等在一项针对行腹股沟疝修补术后患者的调查性研究中，发现年龄＜40 岁是发生术后慢性疼痛的一项重要危险因素。

（3）体重

体重有可能是 CPSP 的一项易发因素，一些研究显示患者体重指数 BMI 越大，术后发生 CPSP 的风险越大，其可能的原因为肥胖增加了患者的手术难度，也增加了组织、神经损伤的风险。肥胖容易导致患者切口感染，肥胖患者体内脂肪组织缓慢释放促炎性因子、胰岛素抵抗物质，可致机体处于轻度炎症状态和感觉中枢疼痛敏化，这些因素都可能加重术后疼痛。但体重与 CPSP 的关系尚有一定争议，Poobalan 等的研究中，BMI 指数增加并无显著 CPSP 发生率的变化。

（4）术前疼痛

术前存在的疼痛是 CPSP 的重要危险因素，慢性的术前疼痛可显著增加腹股沟疝修补术后的慢性疼痛的发生率。术前有患肢缺血性疼痛的截肢患者，术后慢性残肢痛、幻肢痛发生的风险显著增加。不只是术前手术部位疼痛可增加 CPSP 发生率，术前合并有非手术部位的疼痛也会促进 CPSP 形成，术前合并有偏头痛、肠易激综合征、纤维肌痛综合征、雷诺综合征、慢性腰痛的手术患者有更高的 CPSP 风险，而且持续时间较久的慢性术前疼痛、较高的术前疼痛评分都可能导致 CPSP 风险增加。术前长期使用阿片类药物镇痛的患者，术后也可能因阿片类药物诱发的痛觉过敏（opioid-induced hyperalgesia，OIH）而导致术后疼痛的风险增加。

（5）精神因素

随着生物医学模式向生物－心理－社会学模式转变，人们已认识到各种慢性疼痛的发生、发展是多种生理、社会心理因素相互作用的结果，其中包括 CPSP。抑郁、精神脆弱、应激、回归工作推迟等原因已明确为 CPSP 的主要社会心理风险因素，都可以加重患者对疼痛的反应。目前已有研究表明术前的精神心理因素与 CPSP 的发生密切相关，术前的焦虑、抑郁及对疼痛的恐惧是增加术后急性、慢性疼痛的主要精神风险因素，也是引起急性疼痛向慢性疼痛转化的重要因素。Katz 等研究发现，手术前的焦虑、抑郁状态会增加乳腺癌术后 30 天的疼痛发生率。Joshi 等研究显示，术前抑郁状态增加了髋关节、膝关节置换术后患者疼痛的风险。Peters 等一项纳入 625 名行择期手术患者的前瞻性研究显示，精神因素对患者的远期预后有明显影响，术前对手术的恐惧可导致术后 6 月患者疼痛评分的增加、较差的术后恢复，生活质量下降；术前的乐观情绪可促进患者术后恢复，拥有相对较高的生活质量。

由此可见，积极的心理精神状态是 CPSP 的保护因素。心理的稳定性是一种包括比较乐观的人格和积极情感、低抑郁情绪的复合变量。心理的稳定性被发现可预测乳腺癌术后 4 个月的女性CPSP 发生率。在一项针对冠状动脉搭桥术患者的研究中发现，更高的术前乐观情绪与术后更低的疼痛强度和躯体症状显著相关。两项研究都表明对大型手术的结果抱有乐观的期待可帮助患者度过术后的恢复期。

总之，这些研究表明，在手术前期建立乐观的态度、提高自我适应行为，可预防行手术患者的 CPSP 的发生，改善预后。

（6）遗传因素

不同人群对伤害性刺激的痛觉感受、敏感性都存在着个体的差异，急性疼痛转化为慢性疼痛的概率也不一样，遗传因素可能在其中起重要作用，近年来对于疼痛相关的基因，儿茶酚胺 -O-甲基转移酶（*COMT*）、μ- 阿片受体基因（*OPRM1*）等基因多态性研究较多。已有的研究证实个体的疼痛敏感性与 *COMT* 的基因多态性相关，*COMT* 是儿茶酚胺神经递质代谢途径中主要的代谢酶，*COMT* 活性降低可导致神经系统多巴胺降解减少，引起多巴胺能系统过度活跃，从而使神经内源性脑啡肽含量下降，μ- 阿片类受体代偿性上调的能力降低，使得谷氨酸、P 物质等神经递质释放增加，痛觉冲动传入增多，导致人体对疼痛耐受力下降而敏感性升高。*COMT* 基因多态性目前研究较多的是第 4 号外显子 1947 位 G → A，导致 158 位密码子缬氨酸（Val）变为蛋氨酸（Met），蛋白质翻译 Val → Met 改变后，*COMT* 的活性下降，使疼痛伤害感受敏感性增加、阿片类药物需求增加、慢性疼痛风险增加。Thomazeau 等的一项小样本的关于膝关节置换术后疼痛的研究发现，具有 A 等位基因的 *COMT* 人群有更高的慢性疼痛发生率，提示 *COMT* 可能是 CPSP 的危险因素。但目前关于 *COMT* 基因与 CPSP 关系的研究较少，*COMT* 在 CPSP 形成中的作用还需要进一步研究。

OPRM1 编码的 μ- 阿片受体介导着内源性阿片类物质、吗啡等阿片类药物的镇痛作用，*OPRM1* 有 100 多个等位基因位点。Kolesnikov 等研究显示，携带有 *OPRM1 rs1799971* 等位基因的人群，行腹部手术 3 月后有较高的疼痛评分，但 CPSP 的发生率并没有显著增加。但另一项研究则显示 *OPRM1* 基因多态性与患者术后的 CPSP 发生率和疼痛程度并没有相关性。目前关于 *OPRM1* 和 CPSP 关系尚需大样本、多中心的研究来确定。

此外，钾离子通道基因、*GCH1*、*CACNG2*、*CHRNA6*、*P2X7R*、细胞因子基因、*HLA* 基因、*DRD2*、*ATXN1* 等基因也参与了术后疼痛的调控，具体的作用还有待进一步研究。

7. CPSP 的易发因素与手术因素相关性

不同手术种类 CPSP 发生率并不一致，各种手术 CPSP 综合发生率在 5%～85%。CPSP 发生率较高的手术有截肢手术、开胸手术、乳腺切除手术、腹股沟疝修补手术、剖腹产手术、骨科手术等。各种手术 CPSP 的发生率如下：截肢手术为 30%～85%，剖腹产手术为 6%～55%，胆囊切除手术为 3%～50%，冠脉搭桥手术为 30%～50%，开颅手术为 7%～30%，牙科手术为 5%～13%，髋关节置换术为 27%，腹股沟疝修补手术为 5%～63%，膝关节置换手术为 13%～44%，黑色素瘤切除手术为 9%，乳腺切除手术为 11%～57%，开胸手术为 5%～65%。

外科技术、切口位置、手术医生的专业技能也是影响 CPSP 发生的重要因素，较长的手术时间、较大的创伤或手术范围都是 CPSP 的危险因素。手术时间超过 3 小时会导致 CPSP 发生率升高。大腿截肢术的患者，发生 CPSP 的概率大于脚趾截肢术患者。乳腺切除联合假体置入重建术 CPSP 的发生率为 53%，CPSP 发生率大于乳腺切除术的 31%。手术医生的专业技能也影响 CPSP 的发生，Tasmuth 等研究发现由那些相对经验较少的医院或手术医生完成的乳腺切除术的患者，发生 CPSP 的风险增加。还有研究显示再次手术也增加了 CPSP 发生的风险。

术中的神经损伤可能是导致 CPSP 的一项重要原因，特别是可以引起术后神经病理性疼痛。很多手术步骤都可能导致相应的神经损伤，如乳腺切除手术可能损伤肋间臂神经，开胸手术可能导致相应的肋间神经损伤，如果术中尽量避免相应神经损伤，可以减少 CPSP 的发生。手术切口也是影响 CPSP 的因素，开胸手术选择后外侧切口比前外侧切口更容易发生 CPSP，下腹部横切口的子宫切除术患者 CPSP 发生率低于直切口患者。有研究显示开腹胆囊切除术患者的 CPSP 发生率高于腹腔镜胆囊切除术患者。与此相似，开放性腹股沟疝修补手术患者 CPSP 发生率比腹腔镜腹股沟疝修补术患者高，提示微创手术对神经的损伤可能小于开放手术，CPSP 的发生率相对较低。在胸腔镜辅助下的胸科手术与开胸手术比较，并无降低 CPSP 发生的优势，Steegers 等的研究对 243 例胸科手术患者随访发现，普通开胸手术患者的 CPSP 发生率为 40%，胸腔镜辅助下的胸科手术患者发生率为 47%，胸腔镜并无优势。

8. CPSP 的易发因素与麻醉方式和麻醉药物的相关性

（1）麻醉方式

目前认为，与局部麻醉或区域阻滞麻醉比较，全身麻醉发生 CPSP 的相对风险更高。Liu 等的一项研究显示全身麻醉行人工髋关节、膝关节置换术的患者发生术后急性疼痛的风险更高，该作者另一项研究显示全身麻醉患者 1 年后的 CPSP 发生风险较高。作为多模式镇痛的重要组成部分，局部麻醉或区域阻滞麻醉的镇痛作用在于减少了伤害感受信号向中枢的传入，减少了星形胶质

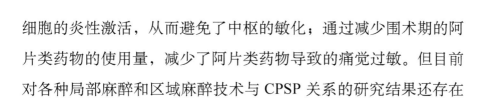

细胞的炎性激活，从而避免了中枢的敏化；通过减少围术期的阿片类药物的使用量，减少了阿片类药物导致的痛觉过敏。但目前对各种局部麻醉和区域麻醉技术与 CPSP 关系的研究结果还存在一定的争议。

局部浸润麻醉可以改善术后早期的急性疼痛，但关于局部浸润麻醉和 CPSP 之间的关系目前已有研究，但结果不一致。一项纳入 357 例患者的随机对照试验（RCT）研究显示，20ml 的 0.25% 布比卡因局部浸润与安慰剂对照组比较，并不能影响腹股沟疝修补术 3 月后的 CPSP 发生率。Capdevila 等的一项研究显示，切口周围持续 72 小时输注局部麻醉可减少行开放性肾切除术患者术后 3 月的疼痛评分、CPSP 发生率。以上两个研究的结果不一致，可能与局部麻醉持续时间有关，提示预防 CPSP 使用局部麻醉，作用时间可能是关键。

胸椎旁神经阻滞被广泛应用于胸科、乳腺等手术的麻醉和术后镇痛，运用胸椎旁阻滞可以减少术后急性疼痛评分和阿片类药物消耗量，同时目前已有的研究也多支持切皮前行胸椎旁阻滞，可以减少 CPSP 的发生率。有研究显示，胸椎旁阻滞可以使行乳腺切除术患者 6 个月、12 个月后 CPSP 的发生率降低 20%。

硬膜外阻滞被广泛推荐用于手术麻醉和术后镇痛，可有效改善患者术后的急性疼痛，但硬膜外阻滞对 CPSP 发生率的影响，目前的证据仍不完全一致。Andreae 等一项 Meta 分析显示硬膜外阻滞能减少开胸手术、腹部手术 6 月后的 CPSP 发生率。

Capdevila 等研究发现硬膜外阻滞对开放性肾切除术患者术后 3 个月的 CPSP 发生率无明显影响。

（2）麻醉药物

阿片类镇痛药物是临床最常使用的麻醉镇痛药物，被广泛应用于临床麻醉、术后镇痛，但许多患者被观察到由阿片类药物引起的痛觉过敏（Opioids induced hyperalgesia，OIH）。OIH 主要临床表现为使用大量阿片类药物，特别是超短效的瑞芬太尼的患者对阿片类药物耐受及对伤害性刺激的痛觉敏感性增高，导致术后切口周围或非手术区域的剧烈疼痛和阿片类药物需求增加。有研究显示，术中使用瑞芬太尼静脉输注可以呈剂量依赖性的增加心脏外科术后 1 年慢性疼痛的发生率。但目前关于直接比较使用与未使用阿片类药物的麻醉处理之间 CPSP 的发生率的研究还比较缺乏，阿片类药物与 CPSP 发生之间的关系尚不明确。

目前关于临床常用的丙泊酚和卤代烃类吸入麻醉药对 CPSP 的影响尚无定论。Ogurlu 等研究显示，与七氟烷比较，采用术中丙泊酚维持麻醉的患者有较低的子宫切除术后急性、慢性疼痛发生率。Steyaert 等研究显示，在乳腺切除术后的患者七氟烷麻醉比丙泊酚有较低的 CPSP 风险。Lefebvre-Kuntz 等研究则显示不论是丙泊酚还是吸入麻醉药，都对 CPSP 无明显影响。

氯胺酮为 NMDA 受体拮抗剂，可作用于中枢的 NMDA 受体产生抗痛觉过敏作用，用于镇痛可减小阿片类药物的消耗，减少 OIH 发生，减少慢性疼痛发生。McNicol 等研究显示，术后静脉输注氯胺酮可以减少手术后 3 个月、6 个月的 CPSP 发生率。Nielsen 等一项 RCT 研究，纳入了 150 名术前合并有阿片类药物依赖的慢性疼痛的行腰椎手术患者，氯胺酮组术中给予单次静脉输注氯胺酮 0.5 mg/kg，再持续静脉输注 0.25mg/（kg·h），与安慰剂组比较，氯胺酮减少了术后吗啡用量，降低了术后 6 个月的 CPSP 发生率。

9. CPSP 的易发因素与术后急性疼痛的相关性

术后的急性疼痛的严重程度是预测 CPSP 发生的最主要因素，急性疼痛的强度和 CPSP 的发生率、疼痛的程度密切相关，术后急性疼痛控制不佳可导致向 CPSP 转化，术后 24 小时重度疼痛的持续时间与 CPSP 的发生率和患者远期的功能障碍密切相关。此外，急性疼痛的性质也是导致 CPSP 的重要因素，术后早期出现的神经病理性疼痛更易产生 CPSP，一项前瞻性观察性研究显示，通过采用 DN4 筛查问卷识别神经病理性疼痛，发现在术后第 1 天、第 2 天出现的神经病理性疼痛显著增加了术后 2 个月慢性神经病理性疼痛发生的风险，而术后神经病理性疼痛的严重程度一般大于非神经病理性疼痛，提示早期识别神经病理性疼痛，针对神经病理性疼痛治疗，对干预 CPSP 的形成有重要意义。

10. CPSP 的易发因素与辅助放化疗相关

术后辅助放化疗是 CPSP 形成的危险因素，辅助放化疗都可以导致神经损伤，形成神经病理性疼痛。放疗可以直接导致病灶或切口周围神经损伤，形成神经病理性疼痛，常用化疗的药物（如紫杉醇、铂类、长春新碱等）导致的神经毒性反应是 CPSP 形成的危险因素。

参考文献

1. Katz J, Seltzer Z. Transition from acute to chronic postsurgical pain: risk factors and protective factors. Expert Rev Neurother, 2009, 9 (5): 723-744.

2. Pozek J P, Beausang D, Baratta J L, et al. The acute to chronic pain transition: can chronic pain be prevented. Med Clin North Am, 2016, 100 (1): 17-30.

3. VanDenKerkhof E G, Peters M L, Bruce J. Chronic pain after surgery: time for standardization? A framework to establish core risk factor and outcome domains for epidemiological studies. Clin J Pain, 2013, 29 (1): 2-8.

4. Smith W C, Bourne D, Squair J, et al. A retrospective cohort study of post mastectomy pain syndrome. Pain, 1999, 83 (1): 91-95.

5. Poobalan A S, Bruce J, King P M, et al. Chronic pain and quality of life following open inguinal hernia repair. Br J Surg, 2001, 88 (8): 1122-1126.

6. van Helmond N, Timmerman H, van Dasselaar N T, et al. High body mass

index is a potential risk factor for persistent postoperative pain after breast cancer treatment. Pain Physician, 2017, 20 (5): E661-E671.

7. Johansen A, Romundstad L, Nielsen C S, et al. Persistent postsurgical pain in a general population: prevalence and predictors in the Tromsø study. Pain, 2012, 153 (7): 1390-1396.

8. Aasvang E K, Gmaehle E, Hansen J B, et al. Predictive risk factors for persistent postherniotomy pain. Anesthesiology, 2010, 112 (4): 957-969.

9. Nikolajsen L, Ilkjaer S, Krøner K, et al. The influence of preamputation pain on postamputation stump and phantom pain. Pain, 1997, 72 (3): 393-405.

10. Hinrichs-Rocker A, Schulz K, Järvinen I, et al. Psychosocial predictors and correlates for chronic post-surgical pain (CPSP) -a systematic review. Eur J Pain, 2009, 13 (7): 719-730.

11. Weinrib A Z, Azam M A, Birnie K A, et al. The psychology of chronic post-surgical pain: new frontiers in risk factor identification, prevention and management. Br J Pain, 2017, 11 (4): 169-177.

12. Katz J, Poleshuck E L, Andrus C H, et al. Risk factors for acute pain and its persistence following breast cancer surgery. Pain, 2005, 119 (1-3): 16-25.

13. Joshi G P, Ogunnaike B O. Consequences of inadequate postoperative pain relief and chronic persistent postoperative pain. Anesthesiol Clin North America, 2005, 23 (1): 21-36.

14. Peters M L, Sommer M, de Rijke JM, et al. Somatic and psychologic predictors of long-term unfavorable outcome after surgical intervention. Ann Surg,

2007，245（3）：487-494.

15. Bruce J，Thornton A J，Powell R，et al. Psychological, surgical, and sociodemographic predictors of pain outcomes after breast cancer surgery：a population-based cohort study. Pain，2014，155（2）：232-243.

16. Ronaldson A，Poole L，Kidd T，et al. Optimism measured pre-operatively is associated with reduced pain intensity and physical symptom reporting after coronary artery bypass graft surgery. J Psychosom Res，2014，77（4）：278-282.

17. 李婉君，张丽梅. 儿茶酚胺氧位甲基转移酶基因多态性与疼痛的相关性研究. 中国疼痛医学杂志，2014，（4）：267-269，273.

18. Thomazeau J，Rouquette A，Martinez V，et al. Predictive factors of chronic post-Surgical pain at 6 months following knee replacement：influence of postoperative pain trajectory and genetics. Pain Physician，2016，19（5）：E729-E741.

19. Kolesnikov Y，Gabovits B，Levin A，et al. Chronic pain after lower abdominal surgery：do catechol-O-methyl transferase/opioid receptor μ-1 polymorphisms contribute. Mol Pain，2013，9：19.

20. Montes A，Roca G，Sabate S，et al. Genetic and clinical factors associated with chronic postsurgical pain after hernia repair，hysterectomy，and thoracotomy：atwo-year multicenter cohort study. Anesthesiology，2015，122（5）：1123-1141.

21. Hoofwijk D M，van Reij R R，Rutten B P，et al. Genetic polymorphisms and their association with the prevalence and severity of chronic postsurgical pain：a systematic review. Br J Anaesth，2016，117（6）：708-719.

22. Macrae W A. Chronic post-surgical pain：10 years on. Br J Anaesth，2008，

101 (1)：77-86.

23. Schug S A，Bruce J. Risk stratification for the development of chronic postsurgical pain. Pain Rep，2017，2 (6)：e627.

24. Bosmans J C，Geertzen J H，Post W J，et al. Factors associated with phantom limb pain：a 31/2-year prospective study. Clin Rehabil，2010，24 (5)：444-453.

25. Wallace M S，Wallace A M，Lee J，et al. Pain after breast surgery：a survey of 282 women. Pain，1996，66 (2-3)：195-205.

26. Tasmuth T，Estlanderb AM，Kalso E. Effect of present pain and mood on the memory of past postoperative pain in women treated surgically for breast cancer. Pain，1996，68 (2-3)：343-347.

27. Vilholm O J，Cold S，Rasmussen L，et al. The postmastectomy pain syndrome：an epidemiological study on the prevalence of chronic pain after surgery for breast cancer. Br J Cancer，2008，99 (4)：604-610.

28. Reddi D，Curran N. Chronic pain after surgery：pathophysiology，risk factors and prevention. Postgrad Med J，2014，90 (1062)：222-227.

29. Wildgaard K，Ravn J，Kehlet H. Chronic post-thoracotomy pain：a critical review of pathogenic mechanisms and strategies for prevention. Eur J Cardiothorac Surg，2009，36 (1)：170-180.

30. Brandsborg B，Nikolajsen L，Hansen C T，et al. Risk factors for chronic pain after hysterectomy：a nationwide questionnaire and database study. Anesthesiology，2007，106 (5)：1003-1012.

31. Stiff G，Rhodes M，Kelly A，et al. Long-term pain：less common after

laparoscopic than open cholecystectomy. Br J Surg, 1994, 81 (9): 1368-1370.

32. Steegers M A, Snik D M, Verhagen A F, et al. Only half of the chronic pain after thoracic surgery shows a neuropathic component. J Pain, 2008, 9 (10): 955-961.

33. Liu S S, Buvanendran A, Rathmell J P, et al. Predictors for moderate to severe acute postoperative pain after total hip and knee replacement. Int Orthop, 2012, 36 (11): 2261-2267.

34. Liu S S, Buvanendran A, Rathmell JP, et al. A cross-sectional survey on prevalence and risk factors for persistent postsurgical pain 1 year after total hip and knee replacement. Reg Anesth Pain Med, 2012, 37 (4): 415-422.

35. Kurmann A, Fischer H, Dell-Kuster S, et al. Effect of intraoperative infiltration with local anesthesia on the development of chronic pain after inguinal hernia repair: a randomized, triple-blinded, placebo-controlled trial. Surgery, 2015, 157 (1): 144-154.

36. Capdevila X, Moulard S, Plasse C, et al. Effectiveness of epidural analgesia, continuous surgical site analgesia, and patient-controlled analgesic morphine for postoperative pain management and hyperalgesia, rehabilitation, and health-related quality of life after open nephrectomy: aprospective, randomized, controlled Study. Anesth Analg, 2017, 124 (1): 336-345.

37. Steyaert A, Lavand' homme P. Prevention and treatment of chronic postsurgical pain: anarrative review. Drugs, 2018, 78 (3): 339-354.

38. Andreae M H, Andreae D A. Regional anaesthesia to prevent chronic pain after

surgery: a Cochrane systematic review and meta-analysis. Br J Anaesth, 2013, 111 (5): 711-720.

39. Andreae M H, Andreae D A. Local anaesthetics and regional anaesthesia for preventing chronic pain after surgery. Cochrane Database Syst Rev, 2012, 10: CD007105.

40. van Gulik L, Ahlers S J, van de Garde E M, et al. Remifentanil during cardiac surgery is associated with chronic thoracic pain 1 yr after sternotomy. Br J Anaesth, 2012, 109 (4): 616-622.

41. Ogurlu M, Sari S, Küçük M, et al. Comparison of the effect of propofol and sevoflurane anaesthesia on acute and chronic postoperative pain after hysterectomy. Anaesth Intensive Care, 2014, 42 (3): 365-370.

42. Steyaert A, Forget P, Dubois V, et al. Does the perioperative analgesic/anesthetic regimen influence the prevalence of long-term chronic pain after mastectomy. J Clin Anesth, 2016, 33: 20-25.

43. Lefebvre-Kuntz D, Dualé C, Albi-Feldzer A, et al. General anaesthetic agents do not influence persistent pain after breast cancer surgery: A prospective nationwide cohort study. Eur J Anaesthesiol, 2015, 32 (10): 697-704.

44. McNicol E D, Schumann R, Haroutounian S. A systematic review and meta-analysis of ketamine for the prevention of persistent post-surgical pain. Acta Anaesthesiol Scand, 2014, 58 (10): 1199-1213.

45. Nielsen R V, Fomsgaard J S, Siegel H, et al. Intraoperative ketamine reduces immediate postoperative opioid consumption after spinal fusion surgery in chronic pain

patients with opioid dependency：a randomized，blinded trial. Pain，2017，158（3）：463-470.

46. Gilron I，Vandenkerkhof E，Katz J，et al. Evaluating the association between acute and chronic pain after surgery：impact of pain measurement methods. Clin J Pain，2017，33（7）：588-594.

47. Fletcher D，Stamer U M，Pogatzki-Zahn E，et al. Chronic postsurgical pain in Europe：An observational study. Eur J Anaesthesiol，2015，32（10）：725-734.

48. Beloeil H，Sion B，Rousseau C，et al. Early postoperative neuropathic pain assessed by the DN4 score predicts an increased risk of persistent postsurgical neuropathic pain. Eur J Anaesthesiol，2017，34（10）：652-657.

49. Cross N E，Glantz M J. Neurologic complications of radiation therapy. Neurol Clin，2003，21（1）：249-277.

（吴超然）

手术与创伤后急性疼痛的发生机制

11. 伤害性感受器的痛觉传感

（1）伤害性感受器

背根节介导伤害性信息的初级感觉神经元的外周终末，称为伤害性感受器，又称为痛觉感受器。伤害性感受器是在 1906 年由 Sher-rington 首次提出，可以感受伤害性或持续性的刺激，是感受机械、化学、热等刺激的基本功能单位。伤害性感受器广泛分布于皮肤各层、肌肉、关节、内脏器官及小血管周围。在手术与创伤后，周围损伤组织释放出各种疼痛介质，包括缓激肽、神经营养因子、前列环素类，以及各种细胞因子，这些介质激活支配损伤组织的伤害性感受器后，伤害性感受器释放出电信号，通过直径较细的 Aδ 和 C 纤维，逐级传导至大脑皮层中枢，最终产生痛觉。

伤害性感受器神经元上有多种特异性高阈值热敏感、机械敏感和化学敏感型离子通道或受体，参与伤害性刺激的转化。这些离子通道或受体检测并量化各种伤害性刺激，并转变为内向电流，最终产生启动电位，当启动电位超过激活阈值后，不同亚型的钠离子通道活化并产生动作电位流，从外周传入中枢，精准表达伤害性刺激的存在、位置和强度。离子通道有 TRP 通道、电压门控钠离子通道和酸敏感钠离子通道。炎症介质受体（化学敏感伤害感受器）允许炎症和各种营养介质作用于神经元，大部分受体与 G 蛋白偶联。

（2）伤害性传入纤维

手术与创伤后疼痛的传导是通过伤害性传入纤维传入脊髓。伤害性传入纤维分为 Aδ 和 C 纤维，Aδ 纤维为细的有髓鞘神经纤维，直径为 2 ～ 6μm，传导伤害性刺激的速度快，为 12 ～ 30m/s，负责传导定位准确的锐痛和刺痛；C 纤维是极微小的无髓鞘神经纤维，直径为 0.4 ～ 1.2μm，传导伤害性刺激的速度较 Aδ 纤维慢，为 0.5 ～ 2.0m/s，主要负责灼痛和钝痛。但并非所有的术后疼痛都由这两种纤维传导，也可能是粗纤维 Aα 纤维。由于传导信号速度的差异，Aδ 纤维总是比 C 纤维更早的将伤害性信息传递到皮层，因此疼痛发生很快，消失也很快，兴奋阈低；C 纤维引起的是慢痛，这种痛定位难，发生慢，消失也慢，兴奋阈高，因此往往使患者产生情绪上的反应。Aδ 纤维根据激活阈值可进一步分为 I 型和 II 型。I 型 Aδ 纤维又被称为高阈值机械伤害感受器（high-threshold mechanical nociceptors，HTM），主要负责机械和化学刺激。在自然状态下，HTM 神经元主要介导针刺和其他机械性激发的痛觉，但组织损伤后，这类纤维的热阈值会下降，对热刺激会变得敏感。Ⅱ型Aδ纤维对热刺激的阈值很低，机械刺激的阈值较高，因此这类神经纤维主要介导热导致的痛觉。C纤维包含了对热刺激和机械刺激都敏感的多觉纤维（CMH纤维）和选择性的热敏感伤害性感受器，后者对化学刺激（辣椒素和组胺）更敏感。Aδ纤维主要投射到脊髓背角深层细胞上，通过新脊丘束上行，投射到丘脑的腹外侧核，再投射到躯体的感觉皮层，形成外侧痛觉系统。C纤维主要投射到脊髓背角浅层细胞上，通过旧脊丘束上行，构成内侧痛觉系统。这两种纤维的投射之间有一定的关联性。

（3）外周敏化

创伤后组织产生的炎症反应将导致伤害性感受器的兴奋阈值下降，进而导致正常非伤害性刺激或者轻微刺激也能激活伤害性感受器，有害刺激则激发更强烈的反应。产生敏化的伤害感受器，即使接收正常非疼痛的刺激也能导致疼痛。皮肤的伤害性感受器主要对温度刺激敏化，深部躯体（关节和肌肉）伤害感受器则对机械刺激敏化。此外，炎症反应将导致平时对机械刺激不敏感的神经纤维变得敏感。

12. 痛觉的上行传导

（1）脊髓对伤害性感受的加工

脊髓是最低水平的中枢伤害性感受系统，具有伤害性感受反应的神经元主要分布在背角的浅层、深层及腹角。脊髓灰质分成 10 个板层，其中板层Ⅰ和板层Ⅱ的外侧缘，板层Ⅴ和板层Ⅵ，板层Ⅹ构成了伤害性刺激的接受、处理和传导的主要结构。皮肤 Aδ 纤维主要投射到脊髓板层Ⅰ，极少数到板层Ⅱ，部分 Aδ 纤维会投射到板层Ⅹ。皮肤 C 纤维主要投射到板层Ⅱ，少部分到板层Ⅰ，一些相对较弱的信号投射到板层Ⅴ和板层Ⅹ。来自内脏、关节和肌肉的无髓鞘伤害性传入冲动主要投射到板层Ⅰ、板层Ⅴ和板层Ⅵ。部分神经元只接受来自皮肤或者肌肉、关节的信号，但许多神经元可以同时接受来自皮肤和深部组织的信号，所有能够接受内脏信号的神经元也能同时接受来自皮肤和深层组织的信号。这种神经元信号的不确定性可以解释为什么有些内脏疾病表现为皮肤或皮下疼痛。脊髓神经元对伤害性刺激的反应取决于初级传入冲动、脊髓连接和下行通路的影响。研究证实，脑干参与的神经回路影响着疼痛神经元的反应，这些回路大部分起源于板层Ⅰ的投射神经元，通过来自脑干的下行纤维协助浅层和深层的神经元。下行抑制影响了神经元的反应（例如伤害性热刺激），可以在数分钟内激活脊髓背角浅层的 C-FOS 蛋白表达，随后转移至脊髓背角深层。伤害性内脏刺激则激活板层Ⅰ、板层Ⅴ和板层Ⅹ C-FOS 蛋白的表达，代表着内脏神经纤维的投射区域。

（2）伤害性脊髓神经元的脊髓上区域投射

大部分脊髓背角神经元的轴突终止于相同或者相邻板层中间神经元，然而一部分神经元直接投射到脊髓上区域。手术及创伤引起的组织损伤可以激活脊髓伤害性感受器向神经元投射，形成从脊髓到脑干和丘脑的上行投射。脊髓上行通路包括脊髓丘脑束（spinothalamic tract，STT）、脊髓网状束（spinoreticular tract，SRT）、脊髓中脑束（spinomesencephalic tract，SMT）、脊髓下丘脑束（spinohypothalamic tract，SHT）、脊髓臂旁束（spinoparabrachial tracts，SPT）。

1）脊髓丘脑束：脊髓丘脑束的轴突起源于板层Ⅰ、板层Ⅴ和更深板层，传递痛觉、温觉、痒觉。STT 终止在 6 个区域，分别为：腹内侧核后部、腹后核、腹外侧核、中央外侧核、束旁核、背内侧核腹尾部。位于板层Ⅰ的 STT 细胞投射到丘脑腹后外侧核，这是丘脑皮层系统外侧的一部分，参与编码感觉刺激。

2）脊髓网状束：投射到脑干网状结构的上行传导通路，SRT 细胞位于板层Ⅴ、板层Ⅶ、板层Ⅷ和板层Ⅹ，对深部组织的冲动产生反应，SRT 细胞的轴突投射到内侧脑桥延髓网状结构、外侧和背侧网状核、巨细胞中间网状核等。

3）脊髓中脑束：脊髓中脑束的神经元位于板层Ⅰ、板层Ⅳ、板层Ⅴ、板层Ⅶ和板层Ⅷ，主要投射到臂旁核，负责整合疼痛导致的心血管、自主神经和情绪反应。

4）脊髓下丘脑束：伤害性刺激可以激活下丘脑神经元，它可以调节强刺激下的自主神经、内分泌、情绪和行为反应。这条通路可以直接从双侧脊髓背角深层和外侧颈核经过侧索投射到下丘脑，有些细胞会投射到杏仁核、伏核、隔区，产生痛情绪。

5）脊髓臂旁束：脊髓神经元发出轴突特异性到达旁臂核，又称为脊髓臂旁核下丘脑束和脊髓臂旁核杏仁体束。

（3）中枢敏化（脊髓超兴奋性）

在脊髓浅层、深层和腹侧的神经元产生炎症和神经损伤的过程中，会表现出对传入信号的强烈改变，称为中枢敏化。这种中枢可塑性发生在皮肤、关节、肌肉、内脏炎症的过程中。典型的神经元变化包括对炎症组织的伤害性刺激反应增强、脊髓特异性伤害性神经元的阈值下降、炎症组织周围区域的刺激反应增强。

（4）脊髓上行传导通路中的受体

手术与创伤后在脊髓传导通路中有许多受体参与疼痛信号的传导。这些受体包括阿片受体和兴奋性氨基酸受体，如 N- 甲基 -D- 天冬氨酸（N-methyl-D-aspartic acid，NMDA）受体、辣椒碱受体、神经激肽 I 型（neurokinin-I，NK-I）受体及大麻素受体等，其中阿片受体是疼痛信号传递过程中最重要的受体。

阿片受体不仅分布于脊髓背角和中枢神经系统中，还分布于整个神经系统，包括外周神经系统和中间神经元。当致痛因子激活一些痛觉信号转导受体时，痛觉信号的传递会变得异常复杂。在脊髓背角中，短时程反应的兴奋性氨基酸系统由非 NMDA 受体介导，而 P 物质与兴奋性氨基酸共存的长时程反应系统由神经激肽 I 型受体和 NMDA 受体同时介导。

13. 丘脑边缘系统的痛觉整合

丘脑不仅是各种躯体感觉信息进入大脑皮质之前最重要的传递中枢，也是重要的痛觉整合中枢（如髓板内核群），包含中央核、中央外侧核及束旁核等结构。中央核可能是一个调制痛觉的中枢结构，而中央外侧核及束旁核则可能是痛觉冲动的接收中枢。

在边缘系统的一些结构中（如扣带回、海马和下丘脑等结构）也可测探到痛敏细胞，这可能和痛情绪的发生有关。刺激隔区和视前区可导致疼痛阈提高，也能缓解患者的慢性疼痛症状。尾状核是基底神经节中最大的一个核团。电刺激尾状核可能缓解癌症患者的慢性疼痛。总之，整个大脑皮质在痛觉的整合过程中的关键作用就是对痛觉进行感受和分辨。

脊髓丘脑束进入丘脑后形成二级神经元，发出的纤维会与以下 5 个结构相互作用，产生一系列机体生理功能的改变。

（1）白质、扣带回和额叶

纤维到达这一部分，会导致躯体产生痛觉，机体可以感知疼痛的性质、强度和位置。

（2）网状结构和丘脑核

纤维与网状结构和丘脑核相连，当人体感到疼痛时，呼吸系统和循环系统会受到影响。

（3）边缘系统、额叶和扣带回

当纤维延伸到边缘系统、额叶和扣带回这一部位，人的情绪会受到很大的影响。

（4）垂体

当纤维与垂体相连，机体内分泌系统会受到严重影响。

（5）上行网状激活系统

纤维与上行网状激活系统相连，会影响到人的注意力和警觉力。

14. 丘脑皮层系统对疼痛反应的感知

疼痛反应的感知由丘脑皮层系统完成。脑电生理数据和人体大脑成像提供深刻的证据，显示了伤害性刺激激活的大脑区域。疼痛感知的第一部分是一种不愉快的感觉和情绪体验，疼痛反应的不同组成由不同的神经网络产生，伤害性刺激的定位、时长和强度的分析是鉴别疼痛性质的重要部分，由位于外侧丘脑和中央后回 S I 和 S II 的丘脑皮层系统中继核完成，在这些区域伤害性刺激和非伤害性刺激得以区别。疼痛感知的第二部分是情感部分，如伤害性刺激是不愉快的，并产生厌恶情绪，这一部分由丘脑皮层系统的内侧产生，包含丘脑中间和内侧的中继核、前扣带回皮质、岛叶和前额叶皮质，它们属于边缘系统的一部分，岛叶可能是躯体感觉和边缘系统的交界。即使摧毁了躯体感觉的大脑皮层结构，导致伤害性刺激定位困难，疼痛的情感反应依然没有变化。边缘系统不仅参与疼痛情感，前扣带回皮层还参与悲伤、高兴和一些自主神经反应。

15. 下行抑制系统及神经递质对疼痛的调控

起源于脑干和其他大脑结构的下行抑制通路在调节和整合脊髓背角的痛觉信息中发挥重要作用。五羟色胺能、去甲肾上腺素能和多巴胺能网络组成了下行通路的主要成分。在脊髓背角胶质区存在大量 γ - 氨基丁酸（GABA）能中间神经元，其轴突及含囊泡的树突与传入神经 C 纤维末梢形成突触连接。在 GABA 受体亚型中，$GABA_B$ 亚型主要集中在脊髓背角 Ⅰ、Ⅱ 层，C 纤维末梢上存在这类受体。$GABA_B$ 受体激动剂可以对脊髓背角神经元的伤害性反应产生持续时间较长的抑制。在脊髓背角胶质区存在大量参与背角痛觉信号调节的内源性阿片肽（脑啡肽和强啡肽）、中间神经元及各类阿片受体。以下将介绍下行性抑制系统中的几个重要结构。

（1）中脑导水管周围灰质（periaqueductalgrey，PAG）

从脑干核，冲动下行传递至脊髓并影响脊髓背角疼痛信号的传递，导水管周围灰质是下行抑制的关键区域。

（2）延髓头端腹内侧核（rostral ventromedial medulla，RVM）

PAG 投射到延髓头端腹内侧核，该区域有富含血清素的中缝巨胞核（NRM）、巨细胞网状核、巨细胞旁外侧核，他们接受来自下丘脑、皮质区域和边缘系统的信号冲动。RVM 的神经元随后沿着背外侧索投射到脊髓背角。RVM 结构包含 4 个核团，并且 RVM 神经元自发放电频率高低不一，自发放电频率较低的一般为被伤害性刺激兴奋的神经元，自发放电频率较高的一般为被伤害性刺激抑制的神经元。RVM 包含了"停止 – 启动"神经元细胞。"停止"细胞被认为有表达对痛觉下行抑制的作用，因为一旦他们的活性增高，痛觉传导就会受到抑制，当它们活性下降时，痛觉传导就能增强。"启动"细胞则协助脊髓背角的痛觉机制。因此，RVM 可以产生镇痛作用和痛觉传导。

（3）蓝斑、蓝斑底核、外侧网状核

源于 PAG 的下行抑制系统的核团，除主要经由 RVM 的 5-羟色胺（5-HT）递质系统介导外，还可经脑桥背外侧被盖的蓝斑、蓝斑底核和延髓尾端外侧网状核的 NE 神经系统作用于脊髓。同时，伤害性刺激可明显提高蓝斑、蓝斑底核神经元的放电频率。外侧网状核也是脑干对伤害性信息产生紧张性下行抑制的重要核团，损毁这一核团可减弱电刺激 PAG 对脊髓背角伤害感受性神经元的抑制，因此 PAG 在镇痛中起到一个接替的作用。另外，它通过 5-HT 系统和脊髓 α_2 受体介导也可产生镇痛作用。

（4）脑桥中脑外侧顶盖（dorsolateral pontine tegmentum，DLPT）

在脑干痛觉下行调控系统中起到了一定的作用。电刺激 DLPT 能抑制防御性脊髓反射和背角伤害性感受神经元活动。临床实践证明，刺激 DLPT 能明显缓解疼痛。

（5）弥散性伤害抑制性控制（diffuse noxious inhibitory controls，DNIC）系统

作用在身体一个区域的痛刺激可抑制脊髓及三叉神经尾侧核会聚神经元的伤害性反应，从而在身体该区域观察到镇痛效应，

这种效应被 LeBars 及其同事命名为弥漫性伤害抑制性控制系统。触发 DNIC 效应的上行通路位于脊髓腹外侧索，而下行通路位于同侧脊髓背外侧束。

16. 镇痛药物与痛觉调控系统

各种镇痛药物可以通过独特的抗伤害机制和靶点，治疗疼痛。神经元传导疼痛的机制十分复杂多样，因此为药物治疗提供了多个可能的靶点。

（1）局部麻醉药物

局部麻醉药物（如利多卡因、布比卡因、罗哌卡因）主要通过抑制神经元细胞膜上的钠离子通道，从而阻止疼痛信号的传导。美国食品药品监督管理局（FDA）批准 5% 利多卡因贴剂治疗带状疱疹后遗神经痛。局部麻醉药物治疗急性术后疼痛也是非常有效的。局部麻醉药物可以通过皮下切口浸润、区域神经阻滞或静脉输注治疗术后疼痛。一项前瞻性研究纳入麻醉苏醒室腹部术后中重度疼痛患者 200 余例，结果显示术后即刻予以双侧超声引导下胸椎旁阻滞（0.2% 罗哌卡因 25ml/ 侧）可以迅速缓解患者的疼痛，镇痛效果持续 10 余小时。另一项国外研究显示拔出第三磨牙后即刻给予利多卡因，较术前给予利多卡因镇痛效果更好。这些研究数据证实，术后即刻予以局部麻醉药物抑制疼痛信号传导可以有效缓解术后疼痛。

（2）非甾体类抗炎药物

术后镇痛治疗的常用药物，这类药物主要通过抑制环氧合酶，进而降低炎症介质的产生（前列环素等），从而减轻疼痛信号的传导。最新研究显示，大多数非甾体类抗炎药能直接或间接阻滞伤害性神经元细胞膜表面的酸敏感离子通道，从而实现镇痛。单独使用这类药物可以治疗轻中度的术后疼痛，联合阿片类强效镇痛药物可以治疗术后重度疼痛。对乙酰氨基酚与非甾体类抗炎药有着相似的解热镇痛效果，虽然镇痛机制还未完全清楚，但目前认为与抑制中枢神经系统里的环氧合酶介导的前列环素激活有关。此外，对乙酰氨基酚作用于血清素能抑制下行通路和内源性阿片通路。对乙酰氨基酚较非甾体类抗炎药安全性更高，但大剂量仍会导致肝损害。大量临床研究显示，对乙酰氨基酚联合非甾体类抗炎药可以较单药治疗或者安慰剂达到更好的镇痛效果，并不增加不良反应。

（3）抗癫痫药物

一些被称作$\alpha_2\text{-}\delta$配体的抗癫痫药物（如加巴喷丁和普瑞巴林）也显示具有一定的镇痛效果。主要用于治疗神经病理性疼痛、糖尿病神经病理疼痛、带状疱疹病理性疼痛。关于$\alpha_2\text{-}\delta$配体镇痛的确切机制还不清楚，但这类药物与神经元细胞膜上的电压门控钙离子通道上的$\alpha_2\text{-}\delta$亚基结合，从而抑制突触前膜上的兴奋性神经递质的释放。$\alpha_2\text{-}\delta$配体也可能激活下行抑制通路，导致脊髓去甲肾上腺素浓度升高，产生镇痛效果。

（4）阿片类药物

治疗有害温度、化学和机械刺激导致的伤害性疼痛的主要药物。阿片类药物通过激活中枢神经系统的 μ 阿片受体抑制疼痛冲动的传导，也参与激活中脑和脑干的 μ 受体从而激活下行抑制通路或下行调节通路。除了激活中枢 μ 受体，部分阿片药物还通过与外周 μ 受体结合缓解疼痛。这类药物存在头晕、嗜睡、四肢水肿、头疼和口干等不良反应。

（5）单胺重吸收抑制剂

治疗神经病理性疼痛的一线药物。主要通过提高下行疼痛抑制通路活性实现镇痛效果。这类药物包括三环类抗抑郁药（氯丙咪嗪、丙咪嗪等）、血清素和去甲肾上腺素重吸收抑制剂（度洛西汀等）。

（6）疼痛信号传导和调节的多靶点镇痛

大量临床研究显示，对单个患者采用一种药物治疗，疼痛缓解程度最大达 30%，可能与疼痛机制的多样化和复杂性有关。因为单一药物的镇痛靶点有限，不能提供最优的镇痛效果。多种药物联合使用，可以互相补充不同的镇痛靶点，提供更好的镇痛效果，并降低因增加剂量而带来的不良反应。许多将阿片药物和非阿片药物联合使用治疗疼痛的临床研究显示，这种方法既能提供更好的镇痛效果，同时降低阿片药物剂量，并减少阿片相关不良反应。骨科术后采用患者自控静脉镇痛（阿片药物）联合非甾体类抗炎药（吲哚美辛或酮咯酸）可以明显降低自控静脉镇痛泵的阿片药物剂量，并提供更好的镇痛效果。联合局部麻醉药物的多模式镇痛也能改善治疗效果和耐受性。术中使用非甾体抗炎药和利多卡因也可以降低疼痛评分，减少阿片药物需求，降低阿片相关不良反应的发生率。术中使用罗哌卡因和酮咯酸，术后使用布洛芬和吗啡静脉自控可以明显降低术后数小时的切口疼痛评分和吗啡用量，降低恶心呕吐发生率。通过导管将罗哌卡因、吗啡和酮咯酸混合制剂注入肩关节腔，可以改善肩关节手术后静息和疼痛评分，减少吗啡用量。一些临床研究显示，抗癫痫药物联合阿片类药物也能改善术后疼痛。一项 Meta 分析纳入 14 个临床研究的 1027 例患者，分析显示术前服用加巴喷丁可以明显降低术后静息和活动疼痛评分，减少术后阿片类药物用量，以及恶心呕吐、瘙痒的发生。

近年来，将普瑞巴林用于术后的多模式镇痛研究显示，与加巴喷丁相似的效果。联合使用单胺重吸收抑制剂和阿片类药物也显示出更好的镇痛效果，作用机制可能与单胺重吸收抑制剂对神经递质的影响有关。一项研究显示，牙科手术前 1 周服用三环抗抑郁药去甲丙咪嗪，可以明显改善术后镇痛效果。鉴于临床研究显示的多模式镇痛的显著效果，目前联合多种药物治疗术后急性疼痛，已被多个指南（包括美国疼痛协会术后急性疼痛管理指南）所推荐，但多种药物之间可能的相互作用及潜在可能发生的并发症仍然值得进一步研究。

（刘 飞）

手术与创伤后急性疼痛向慢性疼痛转变的发生机制

17. 损伤组织对机体伤害性刺激持久化与炎症反应是外周和中枢敏化的原因

术后慢性疼痛不可避免的和手术联系紧密，基于手术本身，创伤可以发生在皮肤、筋膜、肌肉、脉管组织、内脏和神经。组织损伤引发伤害性传入冲动大量传导至中枢神经系统。由于中枢神经系统存在一定程度的可塑性，持久的伤害性刺激会诱发中枢神经系统发生病理改变，如外周敏化、中枢敏化、疼痛相关通路在结构和功能上的变化等，而这些改变在慢性疼痛的发生发展中起着重要作用。

组织损伤发生后，炎症和修复过程紧随发生。局部长期存在的慢性炎症反应与术后慢性疼痛的发生也密切相关，手术创伤能导致多种炎性介质的释放，使得感觉神经元兴奋阈值降低，兴奋性升高。持续的炎症反应可使神经元发生可塑性改变，从而促进术后慢性疼痛的发生。

伤害性刺激持久化伴随的炎症反应，导致损伤部位呈现出高度兴奋状态，炎性介质（如降钙素）基因相关肽和 P 物质，从伤害性神经末梢释放，引起血管渗透性增加，导致局部水肿引发前列腺素、缓激肽、生长因子和细胞因子的大量释放，导致伤害性感受器敏化和兴奋，造成其兴奋阈值的降低和异常放电，即外周敏化。

中枢敏化是中枢神经系统神经元重塑，导致来源于外周的疼痛和非疼痛刺激均可产生疼痛的过程。结果中枢神经系统对来自外周同样的传入冲动比以往反应更加强烈，这与慢性刺激及炎症反应引发的脊髓背角神经元突触传递增强相关。

18. 外周敏化的发生机制

（1）离子通道的表达与转运

外周敏化的发生，是组织损伤引起炎性介质的释放，炎性介质作用于伤害性感受器末梢的 G 蛋白偶联受体或酪氨酸蛋白激酶受体，引起细胞内不同信号转导通路的激活，继而引起各种离子通道开放和受体磷酸化达到峰值。例如，炎症反应导致前列腺素 E_2（PGE_2）、缓激肽和神经生长因子释放，PGE_2 和缓激肽同伤害性感受器神经末梢上的受体结合后，引起 cAMP 依赖性蛋白激酶 A（PKA）和钙离子 / 磷脂依赖性蛋白激酶 C（PKC）的激活，促使瞬时型电压感受器辣椒素受体 1 型（transient receptor potential Vanilloid Receptor Subtype 1，TRPV1）磷酸化，致其通道开放，通过影响离子流动，改变神经元细胞膜的兴奋性。不仅如此，炎性因子还可以在转录水平对离子通道进行调节，通过促进离子通道的表达和在细胞内的转运，影响离子流动，继而引起痛觉敏化。例如，神经损伤后，背根神经节和受损神经末梢的钠离子通道表达开始增加，同时部分通道转移到不同的细胞区室，表达增加的异位钠离子通道（如 Nav1.3、Nav1.7 和 Nav1.8）可降低刺激兴奋的阈值，导致异常放电，继而产生自发性疼痛。同时，钠离子通道的转移可能引发中枢敏化，从而导致痛觉敏化。

（2）神经元表型的改变

神经损伤后，成百上千影响神经功能的基因上调或者下调，这些都会影响神经的兴奋性、转导及传导功能，因为基因表达可以影响神经细胞特性从而导致神经纤维表型的改变。粗纤维 Aβ 神经元在病理状态下开始表达 P 物质，而该物质同痛觉过敏相关。当 Aβ 神经纤维高浓度表达 P 物质，它们的功能便与 C 纤维功能一致，将增加中枢的兴奋性。由于 Aβ 神经纤维终止于脊髓背角的Ⅲ区，这个区域存在表达神经激肽 1 受体（NK1R）的细胞，P 物质与 NK1R 结合，将引发 PKA、PKC 和细胞内 Ca^{2+} 水平增加，引发突触后兴奋性的改变。研究表明，表型转变是非伤害性刺激传入引起痛觉敏化的重要机制。

（3）胶质细胞及免疫反应

虽然神经元对于慢性疼痛的发展起着很大的作用，但是在此过程中胶质细胞和免疫细胞也起着一定的作用。外周神经系统中的免疫细胞和背根神经节对于调控损伤初期的反应和疼痛的发展至关重要。

在损伤的早期免疫阶段，损伤部位通过释放趋化因子 1 和白三烯 B4 引起中性粒细胞趋聚，虽然早期的中性粒细胞反应非常短暂，但是中性粒细胞可能通过释放趋化因子和细胞因子强化巨噬细胞的趋聚，巨噬细胞在损伤部位的趋聚和激活会释放前列腺素和细胞因子，如白介素 1β（IL-1β）、白介素 6（IL-6）、肿瘤坏死因子 α（TNF-α）、白血病抑制因子（leukemia inhibitory factor，LIF），所有这些因子均可使伤害性感受器敏化，同时改变基因在神经元细胞的转录和表达。同时，激活的巨噬细胞和施万细胞也会释放基质金属蛋白酶（matrix metalloproteins），该蛋白酶可攻击破坏血神经屏障。血管活性因子（如 NO 的释放）可导致充血水肿，这被认为同神经病理性疼痛的发展密切相关。同时，血神经屏障的破坏和血管活性因子的释放也加剧了巨噬细胞对背根神经节的炎性浸润。

19. 交感神经系统在慢性疼痛的形成和持续过程中的作用

神经损伤后，萎缩性改变（如华勒式变性）将导致神经元细胞体体积和轴突直径的缩小，最终导致神经元凋亡，继而引起表皮内伤害性感受器密度的降低。基于局部神经生长因子的释放，神经元缺失后，其他的并行神经纤维可能会随之蔓入。交感神经系统和躯体感觉神经系统之间的功能联系较为复杂，虽然交感神经维持性疼痛这一概念常与复杂区域疼痛综合征联系在一起，但是在其他疼痛状态中也有所表现，其可能的机制包含初级传入纤维上肾上腺素能 α 受体的表达、交感神经纤维向背根神经节内的蔓延，以及同交感性血管收缩引起的缺血缺氧相关。研究发现，各种病理改变引起的细胞因子 IL-6 的释放，可引起交感神经纤维向背根神经节内的蔓延，而交感神经纤维在背根神经节内的蔓延将增加两类神经元之间的联系，促进神经病理性疼痛的发生发展。

20. 中枢敏化的发生机制

虽然外周敏化对于短期疼痛过敏的发展是一个重要的机制，但是外周伤害性感受器的敏化常是短暂可逆的，同时局限在受伤部位。组织损伤后引起的中枢敏化才导致了疼痛的播散、痛觉敏化和继发性的痛觉过敏。脊髓背角的躯体感觉神经元在大量外周伤害性刺激的传入背景下发生重塑，引起脊髓神经元敏感性增加，导致机体对于正常无效的传入冲动产生动作电位，引起机体对阈下刺激产生疼痛，同时对最初损伤部位周围未损害部位产生痛觉过敏。

中枢敏化引起脊髓背角神经元活性增加，而脊髓背角神经元活性的改变主要同神经元接收的兴奋性和抑制性传入刺激间的平衡和神经元自身的反应特性相关。背角神经元自身的反应特性依赖于神经元细胞膜上离子受体蛋白的表达水平和磷酸化状态，而其接收的传入刺激间的平衡与初级传入纤维的传入冲动、中枢下行控制系统的调节和背角神经元及其周围中间神经元的调控相关。所以，中枢敏化的形成机制主要包括以下几个方面。

（1）初级传入纤维的传入冲动增加

组织损伤部位的外周炎性反应引起初级传入纤维迅速地向脊髓传递兴奋性刺激，各种分子（如前列腺素、组织胺、缓激肽和细胞因子）在外周释放，它们直接作用于传入神经末梢，降低神经末梢的兴奋阈值，即外周敏化。同时，在神经损伤时，神经损伤部位和位于背根神经节内的神经元均可产生大量的电位活动，后者的电位活动往往来源于那些正常情况下并不产生电活动的部位，即异位放电。异位放电（包括自发性放电）产生基础为电压门控离子通道表达的改变，多是由于神经损伤和脱髓鞘改变引起。研究发现，受损神经内的炎性反应也可直接对神经的电活动产生影响，如神经损伤后数小时内肿瘤坏死因子 -α（TNF-α）在损伤部位表达上调，可直接引起传入神经纤维的放电增加。

（2）下行调节通路的改变

正常情况下，当伤害性刺激传递到更高的皮层中枢，机体的一系列反应会激活疼痛的下行抑制通路。在脊髓水平，神经末梢释放的 GABA 和甘氨酸增加，抑制性 GABA 能和甘氨酸能背角神经元活性增强，从而减少了疼痛的上行传入冲动。但是在神经损伤后，GABA 产生和释放机制功能障碍，引起抑制性信号的减弱，同时 K^+–Cl^- 协同转运蛋白活性减弱、Na^+–K^+–Cl^- 协同转运蛋白活性增强，导致细胞内 Cl^- 水平增加，细胞内稳态破坏，导致脊髓抑制性神经元凋亡。下行抑制性调节的缺失已被证实可引发痛觉过敏和痛觉敏化。脊髓上中枢神经系统对脊髓背角在疼痛的调节上不全只有抑制作用，其同时存在易化作用，这两种矛盾信号作用之间存在着动态平衡，同时受到行为、情绪、时间等影响。5-羟色胺能下行通路起源于延髓头端腹内侧区（rostral ventromedial medulla，RVM），正常情况下，RVM 对于脊髓背角神经元的活动产生易化作用，在神经损伤的病理状态下，这种作用大大增强。RVM 易化疼痛的机制很多，但一个重要的机制就是同胆囊收缩素（CCK）和 RVM 细胞上的 CCK_2 受体结合产生效应相关。研究表明，RVM 神经元的激活更多的是参与疼痛的维持阶段。而另一下行通路，蓝斑－脊髓去甲肾上腺素能通路，正常情况下其通过释放去甲肾上腺素，继而激动脊髓神经元上的肾上腺素能 α_2 受体，从而抑制神经递质的释放，达到对伤害性疼痛刺激的抑制作用。研究发现，在一些神经病理性疼痛模型中，脊髓背角肾上腺素能 α_2 受体表达下调，可能继而导致了下行抑制性调节的缺失，从而增加了疼痛的敏感性。

（3）神经元局部炎性反应

免疫系统在慢性疼痛中扮演着重要的作用，小胶质细胞和星形胶质细胞是中枢神经系统中主要的免疫细胞，同时也是炎性介质的主要来源。组织和神经损伤后，胶质细胞释放炎性介质增加，这对于脊髓背角神经元的重塑发挥着重要作用。炎性介质既可作用于背角神经元的细胞膜，改变其膜电位，继而改变其兴奋性，也可直接调节兴奋性和抑制性的突触传递从而影响背角神经元的活性。例如，IL-1β 可通过调节抑制性神经递质 GABA 和甘氨酸，减少浅表背角神经元的膜电位，而 TNF-α 和 IL-6 可通过兴奋性神经递质 NMDA 和 AMPA 增加浅表背角神经元的膜电位。研究发现，外周神经损伤后，脊髓水平除了胶质细胞参与了炎性改变，骨髓的衍生细胞和巨噬细胞也会浸润脊髓，参与疼痛敏化。

巨噬细胞浸润的能力和引起的背根神经节变化对于中枢敏化的发展至关重要，巨噬细胞在背根神经节的浸润被来自背根神经节内神经元分泌的趋化因子 1 和趋化因子 2 所调节。一旦巨噬细胞浸润了背根神经节，他们会通过释放 TNF-α，与其受体（TNFR1）结合，激活 p38-MAPK 信号通路，从而增加感觉神经元上河豚毒素抵抗电压门控钠离子通道电流。许多研究已经表明，p38 活性的增强促进了痛觉敏化的发展。

（4）中间神经元的失功能性

中间神经元在脊髓背角神经网络中同样起着重要的作用，

GABA 能和甘氨酸能中间神经元是主要的抑制性中间神经元，在脊髓炎性介质的作用下，这些中间神经元由于去抑制作用可能导致其抑制作用随之减弱，如 PGE_2 可选择性的减弱甘氨酸能突触传递，然而 GABAA、AMPA 和 NMDA 受体调节的突触传递则不受 PGE_2 的影响，从而产生去抑制作用。最新的研究已证实，外周神经损伤在脊髓背角水平诱发的去抑制作用是通过诱发 K^+-Cl^- 协同转运蛋白下调，继而引发神经元内 Cl^- 梯度发生转变，导致结合 GABA 和甘氨酸的 Cl^- 通道受体使神经元细胞膜发生去极化而不是超极化，由此产生去抑制作用。Cl^- 梯度的去极化转变被发现同脑源性神经营养因子（BDNF）的释放相关，而 BDNF 的主要来源是重塑后的小胶质细胞。因此，去抑制作用是重塑后的小胶质细胞在神经病理性条件下引起背角神经元活性增加的机制之一。

（5）神经元敏感性增加的分子机制

在中枢敏化中最初的神经元变化（包括 NMDA 受体）在脊髓背角的趋聚和激活，在一系列重复刺激激活外周伤害性感受器后，中枢神经元突触会释放谷氨酸、P 物质、降钙素基因相关肽、脑源性神经营养因子，这些神经调节因子分别与各自的受体结合后，对于中枢敏化的发展起着重要的作用。

谷氨酸是中枢神经系统中主要的兴奋性神经递质，可同时和离子通道型受体（AMPARs 和 NMDARs）、代谢型谷氨酸受体（mGluRs）结合，当谷氨酸分别和其离子通道型受体结合后，

Ca^{2+}、Na^+ 和钙 / 钙调蛋白依赖性蛋白激酶 Ⅱ（CaMK Ⅱ）水平增加，引起去极化增加，产生兴奋。当谷氨酸同代谢型谷氨酸受体结合，加之其他神经调节因子和其对应 G 蛋白偶联受体结合后，如 P 物质同神经激肽 -1 受体（NK1R）结合，降钙素基因相关肽同降钙素基因相关肽受体 -1 结合，可最终导致 PKA、PKC 和细胞内 Ca^{2+} 水平增加。PKA、PKC 和 CaMK Ⅱ 继而通过使 NMDA 受体和 AMPA 受体不同亚基磷酸化，增加离子释放，提高突触传递的效率。同时，PKA、PKC 对 NMDA 受体亚基的磷酸化，可直接通过增加受体对谷氨酸的反应，促进高敏反应的发生。PKC 也可通过减弱 Mg^{2+} 对于 NMDA 离子通道型受体的阻滞作用，通过增加通道的开放，延长动作电位的时长。代谢型谷氨酸受体（mGLuRs）和神经激肽 -1 受体（NK1R）的激活和随后细胞内 Ca^{2+} 和 PKC 水平的增加可引起肉瘤家族激酶（sarcoma family kinases）的激活，肉瘤家族激酶作用于 NMDA 受体 NR2B 亚基上的酪氨酸使其磷酸化，可增加 NMDA 的活性，引起突触后级联反应和痛觉过敏的发展。BDNF 释放后，也可同酪氨酸蛋白激酶 B 结合，从而增加磷酸化细胞外信号调节激酶（pERK）的水平，磷酸化的细胞外信号调节激酶通过使 Kv4.2 通道磷酸化，减少 K^+ 外流，从而增加细胞膜的兴奋性，参与慢性疼痛的发展。总之，机体多种信号通路均参与了中枢敏化和痛觉过敏的形成与发展。

参考文献

1. 王巧妍，胡兴国，刘功俭. 术后急性疼痛向慢性疼痛转化机理的研究进展. 实用疼痛学杂志，2013，(4)：292-300.

2. Cohen S P, Mao J. Neuropathic pain：mechanisms and their clinical implications.BMJ, 2014, 348：f7656.

3. Mifflin K A, Kerr B J. The transition from acute to chronic pain：understanding how different biological systems interact. Can J Anaesth, 2014, 61 (2)：112-122.

4. Kuner R. Central mechanisms of pathological pain. Nat Med, 2010, 16 (11)：1258-1266.

5. Deumens R, Steyaert A, Forget P, et al. Prevention of chronic postoperative pain：Cellular, molecular, and clinical insights for mechanism-based treatment approaches. Prog Neurobiol, 2013, 104：1-37.

6. Luo C, Kuner T, Kuner R. Synaptic plasticity in pathological pain. Trends Neurosci, 2014, 37 (6)：343-355.

7. Reichling D B, Levine J D.Critical role of nociceptor plasticity in chronic pain. Trends Neurosci, 2009, 32 (12)：611-618.

（田　杰　肖　红）

手术与创伤后慢性神经病理性疼痛的发生机制

手术与创伤后慢性神经病理性疼痛（NP）的发生机制非常复杂，大量的研究显示，神经递质、细胞因子、离子通道及慢性炎症在其发生中起到非常重要的作用。

21. 神经胶质细胞在手术与创伤后慢性神经病理性疼痛形成中的作用

神经病理性疼痛与神经胶质细胞的活化和神经炎症反应所诱导的神经元敏化及脊髓背角神经元通路的突触可塑性改变密切相关。星形胶质细胞和小胶质细胞在 NP 的病理过程中所起的作用可能有所相同，但两种胶质细胞如何相互影响并调控与神经元的关系、在 NP 的病理发生过程中所扮演的角色还不太清楚。

（1）神经胶质细胞活化增生与神经病理性疼痛

神经胶质细胞，包括星形胶质细胞、小胶质细胞和少突胶质细胞。星形胶质细胞不仅是神经元的重要营养支持细胞和神经传导功能的调节者，还与小胶质细胞一起参与神经炎症反应和多种神经病理生理的信号传导过程。

脊髓背角的星形胶质细胞与小胶质细胞在手术与创伤等情况下被激活，释放大量活性物质，包括炎症细胞因子、神经生长因子、神经递质，如谷氨酸、P 物质（SP）、IL-1β、IL-6、肿瘤坏死因子（TNF-α）等。在手术与创伤后，受刺激的背角神经元通过诱导表达和释放的 Fractalkine（CX3CL1）在神经元 – 神经胶质细胞相互作用中，调节突触传递和可塑性，促进突触和网络成熟，促进神经性疼痛电路的建立。星形胶质细胞活化程度的标志分子胶质纤维酸性蛋白（GFAP）的免疫反应活性与痛觉敏化成正比。抑制星形胶质细胞的活化则可以减轻、抑制或消除 NP 对吗啡的耐受性而增强其镇痛效果，应用特异性的拮抗剂阻断分泌的炎症反应细胞因子可明显抑制或减轻 NP 的临床表现。

当外周神经经历手术或创伤后，损伤信号迅速刺激小胶质细胞相关受体表达，诱导脊髓小胶质细胞体积增大、突触变短、分裂增生而转变成反应性小胶质细胞，同时释放多种细胞因子和神经元 / 胶质细胞兴奋性物质，包括前列腺素、一氧化氮（NO）、三磷酸腺苷（ATP）、脑源性神经营养因子（BDNF），直接或间接活化痛觉传导神经元，导致中枢敏化。活化的小胶质细胞表面的多种特异性分子（包括 OX-42、CD68 等）的表达显著增加，同时增加组织相容性复合物（MHC）Ⅰ和Ⅱ、ATP 受体 P2X4、趋化因子 Fractalkine 受体 CX3CR1 和 CCR2 等。脊髓小胶质细胞的形态、数量及细胞表面蛋白的变化均表明外周神经损伤后脊髓小胶质细胞被激活。

（2）神经元与神经胶质细胞间的信号传递

手术与创伤损伤外周神经，破坏血－脊髓屏障，产生中枢神经炎症反应。脊髓背角内的神经终末释放（如 SP、ATP 及 BDNF 等）与痛觉相关的神经递质。活化的小胶质细胞建立起神经元与胶质细胞之间、胶质细胞与胶质细胞之间双向的信息传递通路。外周神经损伤使中枢星型胶质细胞形态增大，GFAP 表达增加，持续时间较长，提示神经病理性疼痛持续状态与星型胶质细胞活化密切相关。

γ-氨基丁酸（GABA）能中间神经元及下行性抑制系统往往可以对 WDR 神经元起到抑制作用。抑制性的中间神经元及下行抑制神经元的功能受到神经病变的影响，导致脊髓背角神经元的去抑制或促进作用，进而导致中枢敏化。星形胶质细胞通过由缝隙连接与神经元所形成的功能型合胞体，可直接进行细胞间的物质交换，也可通过胞内 Ca^{2+} 浓度的变化、腺苷酸环化酶-cAMP 传递系统及细胞间的远程信号转导方式整合调控神经突触的可塑性和神经元的活动，包含 Connexin36 连接素的类似缝隙连接也是小胶质细胞与神经元的相互整合连接方式。正常条件下，处于静止状态的带有突触的小胶质细胞与神经元的轴突突触密切相连，并借助其吞噬功能对突触和轴突进行修剪，从而保证轴突及突触的正常发育，反之，若小胶质细胞的突触修剪功能不正常，则将直接导致未成熟的树突突触密度的明显增加。在 NP 发生过程中，小胶质细胞先于星形胶质细胞活化，继而激活星形胶质细胞，然后活化的星形胶质细胞再负反馈抑制小胶质细胞的活性及 NO、活性氧（ROS）和 TNF-α 的产生。脊髓水平的胶质细胞活化可通过释放炎症因子和内源性吗啡肽直接影响神经元的可塑性。

（3）神经元 – 神经胶质细胞交互作用的分子机制

手术与创伤损伤外周神经，伤害感受性刺激能够引起脊髓背角传入神经终末释放腺苷、嘌呤及谷氨酸、SP、促肾上腺皮质激素释放激素（CRH）等与痛觉密切相关的神经递质，在脊髓中不仅作用于感觉神经元，神经胶质细胞上也存在相应受体，神经胶质细胞激活后又可释放递质诱发痛觉，调节痛觉信号的传递。创伤与手术使微环境发生变化，神经胶质细胞持续的激活会导致神经元进一步的损伤，导致痛觉敏化。但是，神经损伤后神经元释放哪些信号分子激活胶质细胞，以及小胶质细胞是如何调制神经元可塑性改变的，均尚不清楚。

22. 神经慢性炎症及细胞因子在手术与创伤后慢性神经病理性疼痛形成中的作用

细胞因子在慢性疼痛的形成中具有重要的作用。外周神经损伤可引起炎症细胞渗透到损伤部位，激活免疫细胞转变为与疼痛相关的激活状态等，这些胶质细胞产生的白细胞介素、干扰素、肿瘤坏死因子超家族、趋化因子等在疼痛超敏的产生及疼痛信号传导中起着重要作用，这一发现为神经病理性疼痛的防治提供了新的干预途径。在神经病理性疼痛状况下，细胞因子作为神经可塑性的调控因子，增强疼痛信号的传导，了解这些调控因子的作用机制对神经病理性疼痛的防治具有重要作用（表3）。

表3 各种细胞因子在神经病理疼痛中的主要功能

细胞因子	代表	分泌细胞类型	在神经病理疼痛中的主要功能
促炎性因子	IL-1β	胶质细胞、神经元细胞和一些免疫细胞	释放受 MMPs、钙调蛋白等蛋白酶调节，通过提高神经元的兴奋性引起疼痛超敏，诱导其他炎性因子释放，产生级联反应
	TNF	巨噬细胞、肥大细胞、施万细胞、神经元胞体和胶质细胞	通过 TNFR 引起疼痛超敏；通过 JAK/STAT3 信号通路引起疼痛超敏
	IL-6	巨噬细胞、淋巴细胞、肥大细胞、神经元和胶质细胞	在某些情况下能产生抗炎作用，调节小胶质细胞的活性，诱导 iNOS、P2X4 嘌呤受体、趋化因子受体表达增加
	IFN-γ	星形胶质细胞、神经元胞体、Th1 细胞	引起疼痛超敏
	IL-17	Th17 细胞、嗜中性粒细胞、细胞毒性 T 细胞、胶质细胞	通过调节免疫细胞的浸润作用、脊髓胶质细胞的活性诱导热痛敏
	IL-15	单核细胞、神经元胞体、胶质细胞	通过招募免疫细胞，增强趋化因子表达调节热敏痛

续表

细胞因子	代表	分泌细胞类型	在神经病理疼痛中的主要功能
	IL-10	T 细胞、B 细胞、巨噬细胞和肥大细胞	抑制炎性因子释放，降低疼痛超敏
	IL-4	T 细胞、肥大细胞和粒细胞	抑制炎性因子释放，降低疼痛超敏
抗炎性因子趋化因子（促炎）	CX3CL1	脊髓神经元	通过 CX3CL1/CX3CR1 信号转导通路调节
	CX3CR1	脊髓小胶质细胞	通过神经元–小胶质细胞的信息交流引起疼痛超敏
	CCL2	DRG 神经元、脊髓星形胶质细胞和背角的初级感觉传入终端	通过诱导神经元的敏感化引起疼痛超敏
	CCR2	DRG 神经元、小胶质细胞、星形胶质细胞	通过 CCR2/CCL2 信号转导通路参与神经病理性疼痛的形成
	CXCL1	星形胶质细胞、DRG 神经元	提高神经元的兴奋性，增强疼痛

（1）细胞因子的概念

细胞因子是一类小分子细胞内多肽，先被合成前体，经蛋白酶的切割后形成具有活性的小肽，在炎症和免疫反应中具有重要作用。细胞因子分为促炎症因子和抗炎症因子。促炎症因子包括白介素 -1β（IL-1β）、肿瘤坏死因子（TNF）、IL-6、IL-15、IL-17、IL-18 和干扰素 -γ（IFN-γ），其中 IL-1β、TNF 和 IL-6 通过正反馈效应协同扩大炎症信号的传导。促炎症因子通过调控一氧化氮（NO）和前列腺素 E_2（PGE_2）的表达而间接引起疼痛效应，有些促炎症因子通过激活相关受体直接调控疼痛反应。抗炎症因子包括 IL-4、IL-10 和转化生长因子 -β（TGF-β），它们作为负反馈调节因子来维持免疫平衡。在神经病理性疼痛患者体内，TNF、IL-2 和 IL-6 的水平明显增加，而 IL-10 和 IL-4 的水平出现降低，促炎症因子和抗炎症因子的平衡可影响神经病理性疼痛的病理变化。

（2）肿瘤坏死因子与神经病理性疼痛

TNF 能诱导其他炎症因子产生级联反应，是炎症反应及疼痛产生中的重要促炎症反应因子，对神经病理性疼痛的发生具有关键作用。生理条件下，脊髓中表达微量的 TNF，而神经损伤部位 TNF 的表达明显上调，鞘内注射外源性 TNF 能促进疼痛，导致热敏痛敏和机械敏痛敏，TNF 可能是疼痛产生的起动因子，在神经病理性疼痛的形成中，TNF 需与其他促炎症因子协同产生作用。多种免疫细胞、胶质细胞及神经元细胞分泌 TNF，参与神经病理性疼痛的调节，从而成为神经病理性疼痛治疗的良好靶标。

（3）干扰素 -γ 与神经病理性疼痛

手术或创伤后，星形胶质细胞、损伤的神经元和浸润到脊髓的 Th1 细胞可分泌 IFN-γ。IFN-γ 不仅通过增加神经元的活性引起疼痛超敏反应，也能通过调节小胶质细胞的活性引起疼痛超敏反应。激活小胶质细胞的 IFN-γ 信号转导能引起诱生型一氧化氮合酶（iNOS）、P2X4 嘌呤受体蛋白、趋化因子受体蛋白等几种蛋白的表达上调，而这些蛋白的上调可促进神经病理性疼痛的形成。

（4）白介素与神经病理性疼痛

IL-1β 与 TNF 类似，也能诱发其他促炎症因子的表达，在炎症反应和免疫应答的启动中具有重要作用。外周神经损伤后，IL-1 信号传导在神经损伤诱导的疼痛超敏中起着重要的作用，IL-1β 和 IL-1α 都缺失，能降低机械超敏痛。IL-1 与 TNF 的协同在神经病理性疼痛的产生中具有重要作用。外周神经损伤后，基质金属蛋白酶（MMPs）影响 IL-1β 的释放。神经损伤导致 MMP9 和 MMP2 的活性增强，促进 IL-1β 前体的切割，形成大量具有生物活性的 IL-1β。MMP9 或 MMP2 的抑制剂则能降低 IL-1β 的生物活性，明显缓解神经病理性疼痛。IL-1β 能增加表皮背根神经元的兴奋性，也能诱导初级感觉传入神经递质 P 物质的释放。IL-1β 可直接作用于神经元，通过增加 Na^+ 或 Ca^{2+} 电流提高神经元的兴奋性，也可通过激活免疫细胞内的信号传导通路间接增强神经元的兴奋性。

IL-10 是一个重要的抗炎症因子，在神经病理性疼痛中的作用机制是通过抑制促炎症因子的释放而降低疼痛反应，还能通过降低核因子 -κB（NF-κB）的活性而减少促炎症因子的合成，影响炎症因子和抗炎症因子的平衡，达到降低疼痛的作用。增强 IL-10 的表达是治疗神经病理性疼痛的一种重要方法。但由于 IL-10 在脑脊髓液的半衰期很短，直接鞘内注射 IL-10 重组蛋白只能短暂逆转外周神经损伤引起的神经病理性疼痛，发现一种能长期有效增强 IL-10 表达的方法或药物，对治疗神经病理性疼痛具有重要的作用。

IL-4 是另一重要的抗炎症因子，在神经病理性疼痛模型中，脊髓小胶质细胞和星形胶质细胞均可合成分泌 IL-4，作用自身的 IL-4 受体。和 IL-10 相同，IL-4 和受体结合后能够激活 Janus 激酶 / 信号传导与转录激活因子信号通路，降低核因子 -κB 活性，抑制 IL-1β 等促炎症细胞因子的释放，发挥抗炎症作用。

23. 神经递质在手术与创伤后慢性神经病理性疼痛形成中的作用

（1）兴奋性神经递质 - 受体

1）谷氨酸 - 受体：谷氨酸是神经系统中最重要的兴奋性神经递质。伤害性刺激引起传入神经末梢释放谷氨酸，谷氨酸与受体结合可促进离子通道开放、相关蛋白激酶激活、传递伤害性信息介质的生成和有关基因的表达等细胞内级联反应和信号转导，最终导致脊髓背角神经元中枢敏化的发生和维持。

2）5- 羟色胺（5-HT）：存在于中枢和外周的 5- 羟色胺能神经元中，在外周组织损伤或炎症反应时，可由血小板和肥大细胞释放。研究发现，由于 5-HT 受体亚型种类繁多，且发挥的作用究竟是抑制还是易化痛觉传递，与受体亚型和作用部位（中枢或外周）均相关，使得这方面的研究结果仍有局限，甚至有些受体的作用还未达成一致。

3）核因子：NF-κB 是一种具有多向性调控功能的转录调控

因子，可通过影响上下游多种疼痛相关因子的生物活性在疼痛机制中发挥桥梁作用。NF-κB 可以间接参与 c-fos 的激活，调控电压门控 Na^+ 通道蛋白的表达水平，还与细胞因子关系密切，存在正反馈的关系，如 NF-κB 活化后上调 TNF-α 和 IL-1β 的基因表达，使其释放增多，反之再次激活 NF-κB，NF-κB 的活化进一步增加 TNF-α 和 IL-1β 的产生。

（2）抑制性神经递质 – 受体

γ - 氨基丁酸（GABA）及其受体系统可通过参与突触传递的增强和抑制影响突触可塑性，发挥痛觉敏化调制作用。研究表明，P 物质通过 NK1 受体负反馈调节 GABA 受体的激活电流，参与痛觉信息的调节。

（3）其他递质 – 受体

阿片肽 – 阿片受体，在炎症早期，外周阿片受体和中枢阿片受体均参与镇痛作用，但在炎症晚期，只有内源性阿片肽通过调节外周阿片受体发挥镇痛作用。

24. 离子通道在手术与创伤后慢性神经病理性疼痛形成中的作用

神经病理性疼痛的症状主要表现为神经兴奋性的增高，是由于离子通道表达及活性的改变而进一步导致兴奋性神经递质的释放增加所引起。离子通道主要包括钙离子通道、钾离子通道、钠离子通道、氯离子通道、酸敏感离子通道（ASICs）及其他一些离子通道，其中钙离子通道在递质释放的过程中尤为重要。

（1）突触前钙离子通道

神经突触小体处神经递质的释放，包括非 Ca^{2+} 依赖式的慢反应过程和 Ca^{2+} 依赖式的快反应过程。当钙离子通道开放，大量 Ca^{2+} 进入突触小体，就会使更多神经递质释放。在神经递质释放过程中，突触囊泡需要 Ca^{2+} 与突触囊泡蛋白结合，从而使其与胞膜融合，再释放出神经递质，因此 Ca^{2+} 是囊泡膜与突触前膜紧贴融合的必要因素。钙离子通道本身及其所介导的 Ca^{2+} 内流都对递质的释放起到调节的作用。参与神经递质释放的主要为 N 型和 P/Q 型钙离子通道。在突触前钙离子通道中，影响递质释放的因素包括 Ca^{2+} 进入突触前末梢的量、Ca^{2+} 调控胞吐的效率、Ca^{2+} 的协同作用等。抑制突触前钙离子通道，进而减少进入细胞内 Ca^{2+} 的数量，可以有效地减少兴奋性神经递质的释放，从而可以有效地抑制或减少疼痛的发生与发展。

（2）突触前钠离子通道

钠离子通道是感觉神经元电兴奋的重要决定因素，而电压门控性钠离子通道是动作电位产生的基础，并在神经元信号传递过程中起着决定性作用。在大部分神经末梢中，动作电位是由电压门控的钠离子通道产生的。除了产生动作电位的主要作用外，钠离子通道在决定细胞内钠离子浓度，进而影响 Ca^{2+} 内流方面也起着重要作用。Na^+ 浓度的提升引起递质释放的显著增加。钠离子通道的不同亚型与不同疼痛状态相关。在临床上观察到很多患

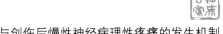

者在应用钠离子通道的非选择性阻滞剂后疼痛减轻的同时，机体的心血管和神经系统都有不良反应，所以开发钠离子通道的特异亚型或状态依赖的抑制剂是治疗神经性疼痛的一种很有前途的方法。

（3）突触前钾离子通道

对于动作电位的触发，电压门控钾离子通道的存在是必需的，而在突触递质释放的过程中，电压门控钾离子通道和大电导钙激活钾离子通道也发挥着重要作用。稳定膜电位和调节除极动作电位的低电压激活的钾离子通道在神经损伤后表达下调。钾离子通道是调节神经元兴奋性的重要渠道，当钾离子通道的通透性增加时，K^+会顺着电化学梯度离开细胞到细胞外液中，阳离子的出胞形成外向电流，造成细胞膜电位降低，使神经元的膜电位更远离阈电位水平，从而抑制神经元产生动作电位的可能性，导致神经元的兴奋性降低，进而影响递质释放，所以钾离子通道对于神经病理性疼痛的发生起着一定的作用。钾离子通道可分为多种亚型，但并不是所有类型都对神经病理性疼痛的产生有一定的干预作用。突触前钾离子通道通透性增加可有效地降低神经元的兴奋性，减少动作电位的发生，进而有效地抑制神经性疼痛的产生。但目前如何避免钾离子通道开放剂的不良反应，以及如何在临床应用中设置最佳给药剂量和给药时间等都值得进一步研究和探讨。

（4）氯离子通道

电压门控氯离子通道中的 ClC-3 通道在神经细胞的突触囊泡上表达，其存在对神经系统的发育有重要作用。此外，配体门控氯离子通道中的乙酰胆碱受体及氨酪酸受体都已被证明参与疼痛的发生。因此，突触前氯离子通道与疼痛密切相关，但其在神经病理性疼痛中发挥的作用还有待进一步研究。

（5）突触前其他离子通道

其他离子通道（如 TRPA1、瞬态感受器阳离子电压通道8、P2X3）在神经损伤中也可能发生改变并导致神经病理性疼痛的高敏感性，但这些离子通道对于神经病理性疼痛的贡献研究尚不明确。

参考文献

1. Clark A K, Old E A, Malcangio M. Neuropathic pain and cytokines: current perspectives. J Pain Res, 2013, (6): 803-814.

2. Limatola C, Ransohoff R M. Modulating neurotoxicity through CX3CL1/CX3CR1 signaling. Front Cell Neurosci, 2014, 8: 229.

3. Miller T R, Wetter J B, Jarvis M F, et al. Spinal microglial activation in rat models of neuropathic and osteoarthritic pain: An autoradiographic study using [3H] PK11195. Eur J Pain, 2013, 17 (5): 692-703.

4. Jiang B C, Cao D L, Zhang X, et al. CXCL13 drives spinal astrocyte activation and neuropathic pain via CXCR5. J Clin Invest, 2016, 126 (2): 745-761.

5. Yuan B, Liu D, Liu X. Spinal cord stimulation exerts analgesia effects in chronic constriction injury rats via suppression of the TLR4/NF-κB pathway. Neurosci Lett, 2014, 581: 63-68.

6. Fredriksson F, Christofferson R H, Carlsson P O, et al. Locally increased concentrations of inflammatory cytokines in an experimental intraabdominal adhesion model. J Pediatr Surg, 2014, 49 (10): 1480-1484.

7. Schuh C D, Pierre S, Weigert A, et al. Prostacyclin mediates neuropathic pain through interleukin 1beta-expressing resident macrophages. Pain, 2014, 155 (3): 545-555.

8. Tiwari V, Guan Y, Raja S N. Modulating the delicate glial-neuronal interactions in neuropathic pain: promises and potential caveats. Neurosci BiobehavRev, 2014, 45: 19-27.

9. Horváth G, Gölöncsér F, Csölle C, et al. Central P2Y12 receptor blockade alleviates inflammatory and neuropathic pain and cytokine production in rodents. Neurobiol Dis, 2014, 70: 162-178.

10. Chatterjea D, Martinov T. Mast cells: Versatile gatekeepers of pain. Mol Immunol, 2015, 63 (1): 38-44.

11. Ellis A, Bennett D L. Neuroinflammation and the generation of neuropathic pain. Br J Anaesth, 2013, 111 (1): 26-37.

12. Cianciulli A, Dragone T, Calvello R, et al. IL-10 plays a pivotal role in anti-inflammatory effects of resveratrol in activated microglia cells. Int Immunopharmacol, 2015, 24 (2): 369-376.

13. Miller RE，Miller R J，Malfait A M．Osteoarthritis joint pain：The cytokine connection．Cytokine，2014，70（2）：185-193．

14. Stephens K，Cooper B A，West C，et al．Associations between cytokine gene variations and severe persistent breast pain in women following breast cancer surgery．JPain，2014，15（2）：169-180．

15. Finco D，Grimaldi C，Fort M，et al．Cytokine release assays：Current practices and future directions．Cytokine，2014，66（2）：143-155．

16. Paniagua-Torija B，Arevalo-Martin A，Molina-Holgado E，et al．Spinal cord injury induces a long-lasting upregulation of interleukin-1β in astrocytes around the central canal．Neuroscience，2015，284：283-289．

（文传兵　肖　红）

中国医学临床百家

手术与创伤后慢性疼痛的评估

"没有评估就无法治疗"，疼痛治疗中需要了解患者疼痛的程度，如果没有一个良好的评估工具，疼痛治疗就如同"盲人摸象"无法顺利进行。但是疼痛是一个包含主观因素与客观因素的体验，在评估上不能做到如心率、血压等客观指标那样客观。由此在疼痛评估中主要采用标尺、量表等自我报告的评估手段。在疼痛评估中，除了要考虑患者的实际感受外，还应考虑患者的认知水平，对于健康成人、失智人群及儿童应采用不同的评估工具。

对于慢性疼痛，疼痛不仅是患者的感受，还对患者的生活造成巨大影响，因此在慢性疼痛评估过程中，除了与急性疼痛相同的对于疼痛强度、范围的评估外，还应加入对患者生活状态的评估，只有这样才能对疼痛的治疗提供更为有益的帮助。将手术与创伤后慢性疼痛评估分为 4 个部分：一般疼痛强度评估、疼痛及生活能力综合评估、神经病理性疼痛评估、慢性疼痛的心理学评估。

25. 一般疼痛强度评估

（1）视觉模拟量表

视觉模拟量表（visual analogue scale，VAS）通常是在一张白纸上画一条长10cm的粗直线，左端写着"无痛"（0），右端写着"剧痛"（10）字样。被测者在直线上相应部位做标记，测量"无痛"端至标记点之间的距离即为疼痛评分。目前常用一种改进的VAS尺，正面有0～10可移动的标尺，背面有0～10的数字，当被测者移动标尺确定自己疼痛强度位置时，检查者立即在尺的背面看到VAS的具体数字。VAS评分是一种最为常用的疼痛评估工具，它不仅用来测定疼痛的强弱程度，也可测定疼痛的缓解程度。

（2）数字评价量表

数字评价量表（numerical rating scale，NRS）是用0～10数字的刻度标示出不同程度的疼痛强度等级。0为无痛，4以下为轻度疼痛（疼痛不影响睡眠），4～7为中度疼痛（疼痛影响睡眠，但仍可入睡），7以上为重度疼痛（疼痛导致不能睡眠或从睡眠中痛醒），10为最剧烈疼痛。大部分患者，甚至老年人都可以用这个量表。有研究表明，VAS与NRS有较高的相关性。

（3）语言评价量表

语言评价量表（verbal rating scale，VRS）是患者用口述描绘对疼痛程度进行评分。VRS将疼痛用"无痛""轻微痛""中度痛""重度痛"和"极重度痛"词汇来表达。研究表明，VRS与上述两种评估方式有良好的相关性。

（4）简明 McGill 疼痛问卷

简明 McGill 疼痛问卷（short-form of MPQ，SF-MPQ）是 1985 年 Melzack 提出的内容简洁、费时较少的一种评价工具。它由 15 个代表词组成，11 个为感觉类，4 个为情感类。每个代表词都让患者进行疼痛强度等级的排序：0 为无，1 为轻度，2 为中度，3 为重度。由此分类求出疼痛评级指数（pain rating index，PRI）或总的 PRI。SF-MPQ 适用于检测时间有限，需要得到较多信息的情况。SF-MPQ 也是一种敏感、可靠的疼痛评价方法，在临床研究中更常应用。

26. 疼痛及生活能力综合评估

整体疼痛评分（global pain scale，GPS）：包含 20 个有关慢性疼痛感受的条目，分 4 部分，具体分为疼痛、情绪感受、临床表现、日常行为。①疼痛分为最轻、平均程度、最严重 3 等级；②情绪感受分为害怕、沮丧、精疲力竭、焦虑、紧张；③临床表现涉及影响睡眠程度、独立性程度、工作程度、是否需要服用更多的药物；④日常行为涉及无法去商场购物、无法做家务、无法与家人相处、无法锻炼及业余爱好等程度评估。

27. 神经病理性疼痛的评估

术后及创伤后慢性疼痛中有一半以上表现为神经病理性疼

痛。神经病理性疼痛的临床表现复杂、多样。早期识别、早期诊断、早期治疗神经病理性疼痛对于改善预后具有非常重要的意义。神经病理性疼痛诊断量表由于简便易行、不受硬件条件限制、敏感度和特异度高等优点逐渐受到重视，已经成为诊断神经病理性疼痛的重要辅助工具，在多个国家广泛使用。

国际疼痛学会神经病理性疼痛学组推荐 5 种筛查神经病理性疼痛量表应用于临床，包括 DN4 量表、ID- 疼痛（ID-pain）量表、LANSS 量表、painDETECT 疼痛量表和神经病理性疼痛量表（neuropathic pain questionnaire，NPQ）。但是上述很多量表均是在非中文环境下制定的，中国学者对上述量表的汉化版进行了信度和效度检验，通过李君等人的研究，表明中文环境下 LANSS 量表及 ID-pain 量表具有很好的检验效率及可操作性。

28. 疼痛的心理学评估

慢性疼痛患者由于长时间的痛苦折磨，常伴有焦虑和抑郁情绪，继而又加重疼痛，对慢性疼痛患者不能只治疗躯体疾病。鉴于人体对疼痛的感受是由生理、感觉、行为和认知等多因素构成，因此，应从多方面对其进行认识和评估。这将有助于对那些合并严重心理障碍的疼痛患者进行有效治疗。

慢性疼痛患者常合并的精神心理障碍是焦虑和抑郁，并与疼痛程度呈明显的正相关。提倡的原则是先自评，如果处于严重焦虑抑郁状态则建议就诊于专业心理门诊进行治疗。下面仅介绍焦虑和抑郁的自评量表。

（1）焦虑（anxiety）

所谓明确客观对象和具体观念内容的提心吊胆和恐惧不安性格的心情，还伴有显著的自主神经系统症状、肌肉紧张、运动性不安。疼痛引起恐惧，恐惧导致焦虑，其具体机制目前还不清楚，但研究发现当疼痛持续或短期内得不到缓解时，焦虑加重。常用的评估工具为焦虑自评量表（self-rating anxiety scale，SAS）。

SAS 采用 4 级评分，主要评定症状出现的频度，其标准为：“1”表示没有或很少时间有，“2”表示有时有，“3”表示大部分时间有，“4”表示绝大部分或全部时间都有。20 个条目中，有 15 项是用负性词陈述的，按上述 1 ~ 4 顺序评分；其余 5 项是用正性词陈述的，按 4 ~ 1 顺序反向计分。

SAS 的主要统计指标为总分。将 20 个项目的各个得分相加，即得粗分；用粗分乘以 1.25，取整数部分，即得到标准分，或者可以查表做相同的转换。

按照中国常模结果，SAS 标准分的分界值为 50 分，其中 50 ~ 59 分为轻度焦虑，60 ~ 69 分为中度焦虑，70 分以上为重度焦虑。

该量表的禁忌证：①心肌梗死发作期或发作后伴有严重心律失常或心衰患者；②主要脏器的严重疾患，如肝、肾功能不全患者，呼吸衰竭患者，脑出血、脑卒中、糖尿病病情不稳定的患者；③精神分裂症发作期；④严重智力缺陷，不配合检查者。

（2）抑郁（depression）

常见症状为抑郁心境。90% 以上的患者表现为抑郁，快感缺乏，疲劳感，说话、思维和运动迟滞，食欲改变，睡眠障碍，躯体不适，性欲低下，日常工作及娱乐活动兴趣降低，思维和注意力降低，无价值感，有自责感、罪恶感和羞耻感，这些是抑郁症的核心症状。常用的评估工具为抑郁自评量表（self-rating depression scale，SDS）。

抑郁自评量表由 William W. K. Zung 于 1965 年编制，为美国教育卫生福利部推荐的用于精神药理学研究的量表之一，由量表协作研究组张明园、王春芳等于 1986 年对中国 1340 例正常人进行分析评定，修订中国常模。该量表因使用简便，应用颇广。抑郁自评量表用于衡量抑郁状态的轻重程度及其在治疗中的变化。1972 年，Zung 增编了与之相应的检查者手册，改自评为他评，称为抑郁状态问卷（depression status inventory，DSI）。施测时间建议 5 ～ 10 分钟。结果评定（仅供参考）SDS 由 20 个陈述句和相应问题条目组成，每一条目相当于一个有关症状，按 4 级评分。20 个条目反映抑郁状态 4 组特异性症状：①精神性情感症状，包含抑郁心境和哭泣的 2 个条目；②躯体性障碍，包含情绪的日间差异、睡眠障碍、食欲减退、性欲减退、体质量减轻、便秘、心动过速、易疲劳的 8 个条目；③精神运动性障碍，包含精神运动性迟滞和激越的 2 个条目；④抑郁的心理障碍，包含思维混乱、无望感、易激惹、犹豫不决、自我贬值、空虚感、反复思考自杀和不满足的 8 个条目。总粗分的正常上限参考值为 41 分，标准分正常上限参考值为 53 分。

（3）其他量表

除了上述常用自评量表外，还有其他心理评估量表可以选用：卡尔加里精神分裂症抑郁量表中文版（CDSS-C）、汉密顿抑郁量表 17 项（HAMD-17）、蒙哥马利抑郁量表（MARDS）、阳性和阴性症状量表抑郁分量表（PANSS-D）及抑郁条目（PANSS-G6）。

（冯　艺）

手术与创伤后急性疼痛的治疗处理是预防慢性疼痛发生的关键

29. 手术与创伤后急性疼痛的治疗原则

国际疼痛研究协会（IASP）对急性疼痛的定义是指最近产生并可能持续时间较短的疼痛。急性疼痛通常与明确的损伤或疾病有关，其中手术后疼痛是临床较常见且需要麻醉医生处理的。

急性疼痛的病程虽短，但治疗意义十分重大。急性疼痛不仅造成患者的痛苦，还会给患者带来严重的心理、生理损害，增加并发症的发生率，延长恢复时间，增加医疗费用，增加致残率和病死率。以往对急性疼痛的治疗主要采用比较保守的治疗方案，原则就是根据患者需要给予药物，药物多为阿片类药物及NSAIDs药物，给药方式多为肌内注射或口服，当时的治疗理念认为手术及创伤后疼痛是一种自然而然的事情。但是随着疼痛发生机制的进一步明确及疼痛对患者的影响越来越被临床医生所认识，疼痛治疗技术及理念也逐渐发生了变化，变得越来越积极主动。总体来看，技术方面，由以往的单一治疗手段发展为目前倡导的多模式镇痛；理念方面，从以往的按需给药到超前镇痛，再到预防性镇痛；组织形式方面，从以往的各个科室各自为政到急性疼痛小组的建立，到目前的多学科共同参与疼痛管理。

事实证明，积极的疼痛治疗可以使患者紧张情绪得以缓解，降低围手术期心血管系统并发症的发生率；敢于深呼吸和咳嗽，降低肺不张、肺感染的发生率；早期下床活动，降低下肢血栓的发生并有利于肠道恢复通气。术后镇痛还被认为可以增强患者免疫力、改善睡眠、促进机体的恢复。

与其他治疗手段相同，镇痛治疗也会带来一些不良反应（如恶心呕吐、皮肤瘙痒、尿潴留、呼吸抑制等），从而影响了疼痛治疗的开展。疼痛治疗的障碍有时还来自外科医生或患者对阿片类药物成瘾的恐惧，以及担心影响恢复等。

急性疼痛的原因有所不同，但其治疗有统一的基本原则：

（1）对患者的教育和心理指导

患者的积极参与是取得良好镇痛效果的关键。疼痛患者往往伴随着焦虑、紧张情绪，以及对镇痛不良反应的担心。对患者的教育和沟通可以争取患者的配合，达到更为理想的疼痛治疗效果。

（2）加强随访和评估

要达到好的镇痛效果，就应及时评估疼痛程度的变化，观察镇痛的不良反应，观察患者的恢复情况。疼痛评估的方法宜简单，对急性疼痛而言，可以选择一些简单的量化记分办法，如视觉模拟评分（VAS）、数字分级法（NRS）等，疼痛评分目前被称为第五生命体征。对患者的随访不应该局限于疼痛本身，同时需要观察患者全身情况的变化。

（3）早期治疗

疼痛一旦形成，其治疗更加困难。早期介入疼痛治疗十分必要。对术后疼痛的治疗，有学者提出了超前镇痛（preemptive analgesia）的观点，即伤害性刺激发生前给予镇痛治疗，但研究表明超前镇痛并不能达到所需目标，因此又提出预防性镇痛的观念。无论观念名称如何变化，疼痛治疗的原则应确立为"早期、全程、持续"，只有在早期对疼痛进行干预才能减少中枢敏化及外周敏化的发生，镇痛应持续应用于手术及创伤发生之前、治疗、康复的全程。

（4）多模式镇痛

疼痛发生机制不同，其中有伤害性刺激直接作用的结果，也有炎性反应的作用，单一应用一种药物或治疗手段不能完全覆盖引起疼痛的所有机制。疼痛治疗中最为常用的阿片类药物，在应用中存在很多不良反应，因而限制了它们的临床应用。近年来，急性疼痛治疗趋向于在保证疼痛治疗效果的前提下，尽量减少阿片类药物的用量，甚至有人提出了无阿片药物镇痛的目标。

（5）个体化镇痛

不同患者对疼痛和镇痛药物的反应的个体差异很大，因此镇痛方法应因人而异，不可机械地套用特定的配方。个体化镇痛的最终目标是追求最佳的镇痛效果，尽可能减少并发症。

（6）区分神经病理性疼痛

急性疼痛根据疼痛的类型可分为躯体痛、内脏痛和神经病理性疼痛，其中常规治疗对前两种疼痛效果较好，而对神经病理性疼痛效果较差。对神经病理性疼痛的治疗常需要加用抗惊厥药和抗抑郁药。因此，及时发现和区分神经病理性疼痛，并调整治疗方案对改善疗效非常重要。

（7）规范疼痛治疗的记录、管理和组织

尽管对患者的治疗提倡个体化，但治疗的记录和管理须规范。应设计合理的表格，记录患者的疼痛病史、疼痛评分、对疼痛的描述、疼痛的部位及性质、给予的处理、药物不良反应等，要特别重视疼痛治疗的变化。

（8）多学科共同参与

术后疼痛的治疗涉及外科、麻醉科、护理、康复科及患者本身，想要更加有效的治疗和控制患者术后急性疼痛，就需要组建多学科术后疼痛管理小组（multi-disciplinary team pain management，PMDT）。每个科室应该组建相应的 PMDT 小组，人员组成包括：外科医生、麻醉医生、病房护士、麻醉科护士、康复医生。工作范围包括：术前、术中及术后的应急控制，疼痛治疗及管理。

30. 手术与创伤后急性疼痛的治疗

（1）药物控制

1）系统性镇痛药

①阿片类药物：疼痛治疗经过几十年的发展，阿片类药物依然是治疗中度、重度疼痛的重要药物。

作用机制：阿片类受体遍布全身，阿片类药物与中枢神经系统和其他组织中的特异性受体结合后可产生（除镇痛外）多个系统的多重作用。已经证实的阿片类受体有 5 个主要类型（表 4）。阿片类药物的镇痛作用机制是多平面的：可作用于外周组织内阿片类受体，产生镇痛及相应器官功能改变；可与位于脊髓背角胶状质（第二层）感觉神经元上的阿片类受体结合，抑制 P 物质的释放，从而阻止疼痛传入脑内；可作用于大脑和脑干的疼痛中枢，发挥下行疼痛抑制作用。

表 4　阿片类受体的分类及作用

受体	作用
$\mu\mu_1$	脊髓上镇痛、镇静、催乳素分泌
μ_2	呼吸抑制、欣快、瘙痒、缩瞳、抑制肠蠕动、恶心呕吐、产生依赖性
κ	脊髓镇痛、呼吸抑制、镇静、致幻
δ	脊髓镇痛、平滑肌效应、缩瞳、调控 μ 受体活性
σ	呼吸加快、心血管激动、致幻、瞳孔散大
ε	激素释放

口服给药：术后中度、重度疼痛患者可以口服阿片类药物治疗，按需或者按时给药。口服的阿片类药物主要有：氨酚羟考酮

片（泰勒宁）、盐酸羟考酮控释片（奥施康定）、盐酸曲马多缓释片（奇曼丁）、硫酸吗啡缓释片（美施康定）等。

适用范围：术后可以马上进食的患者可单独用药，也可作为镇痛装置的补救措施或者镇痛装置撤除后的序贯治疗。术后镇痛不推荐使用长效缓释制剂，除非术后疼痛时间较长，或伴有慢性疼痛。疼痛缓解后宜尽早减量直至停用阿片类药物，用法用量（表5）。

表5　口服阿片类药物用法用量

阿片药	半衰期（h）	起效时间（h）	持续时间（h）	起始剂量（mg）	服药间隔（h）
可待因	3	0.25～1.0	3～4	30～60	4
吗啡	2～3	0.3～0.5	2～3	2～4	4
盐酸羟考酮控释片（奥施康定）	1～3	0.5～1.0	8～12	5～7.5	12
曲马多	6～7	1～2	3～6	50	4～6
硫酸吗啡缓释片（美施康定）	2～4	1	8～12	15	8～12

注：数据来源于：Berdine H J，Nesbit S A.Equianalgesic dosing of opioids.J Pain Palliat Care Pharmacother，2006，20（4）：79-84.

静脉给药：适用于手术室、恢复室、重症监护病房、能够监测呼吸的普通病房中，对于中重度疼痛的治疗；其他疼痛治疗方式无效时的补救治疗。

患者自控镇痛（patient controlled analgesia，PCA）：患者感觉疼痛时按压 PCA 启动键，由镇痛装置向体内自动注射设定剂量药物的方法，是静脉用药的首选方法。PCA 根据给药途径可以分为静脉 PCA（PCIA）、硬膜外 PCA（PCEA）、皮下 PCA（PCSA）和外周神经阻滞 PCA（PCNA）。PCIA 采用的主要镇痛药为阿片类药物（吗啡、羟考酮、芬太尼、舒芬太尼）或曲马多，为防止阿片类药物的恶心、呕吐等不良反应，常加用胃复安和（或）地塞米松和（或）5 羟色氨酸受体拮抗剂或小剂量氟哌啶（5mg/d以下），也可复合非甾体抗炎药以减少阿片类药物的用量（表 6）。

表 6　PCIA 常用药物及配方（成人）

药物	负荷剂量	持续剂量	锁定时间（min）
吗啡	1～3mg	0～1mg/h	5～15
芬太尼	20～50μg	0～50μg/h	10～15
舒芬太尼	2～5μg	0～5μg/h	10～15
曲马多	50mg		10～15

阿片类药物和非甾体抗炎药（NSAIDs）有协同作用，如无禁忌，常联合应用。

阿片类镇痛药的不良反应主要包括恶心、呕吐、便秘、组胺释放、瞳孔收缩、尿潴留和呼吸抑制。在术后镇痛治疗时，最危险的不良反应是呼吸抑制。对所有用药患者，尤其在术后期间，应监测呼吸频率、深度、模式和脉搏氧饱和度，出现过度镇静或呼吸抑制，应采用纳洛酮进行拮抗。

②非阿片类药物：非甾体类抗炎药（NSAIDs）：是一种具有解热、镇痛作用、绝大多数还兼有抗炎和抗风湿作用的药物。按照化学结构，NSAIDs 分为水杨酸类、苯胺类、吡唑酮类、吲哚乙酸类、邻氨基苯甲酸类和芳基烷酸类。作用机制：发挥镇痛作用的主要机制是抑制环氧化酶（cyclooxygenase，COX）合成，使前列腺素合成减少。COX 至少有 2 种同工酶，固有型 COX（COX-1）和诱生型 COX（COX-2），最近在人大脑皮质和心脏组织中发现一种新的同工酶 COX-3。对 COX-1 选择性越强，对胃黏膜损伤和对血小板聚集的抑制作用越强。非选择性 COX 抑制剂，萘普生、氟比洛芬、双氯芬酸、萘丁美酮；COX-1 低选择性抑制剂，布洛芬；COX-1 高选择性抑制剂，阿司匹林、吲哚美辛、舒林酸、托美丁；倾向性 COX-2 抑制剂，美洛昔康和尼美舒利；特异性 COX-2 抑制剂，塞来昔布、帕瑞昔布（针剂）。适用范围：NSAIDs 常与阿片类药物、非阿片类镇痛药及区域阻滞组成多模式镇痛，可单独用于小手术术后镇痛。NSAIDs 有封顶效应，无耐受性和依赖性，禁用于有消化性溃疡、肾功能不全、出血倾向病史及冠脉搭桥术后的患者。

对乙酰氨基酚：一种临床广泛应用的解热镇痛药物，静脉注射、口服用药大部分在小肠被迅速吸收，生物利用度在 63% ～ 89%，也可以经直肠吸收。对乙酰氨基酚可以和其他 NSAIDs 合用。作用机制：对乙酰氨基酚的作用机制尚不明确。大部分在肝脏代谢，中间代谢产物对肝脏有毒性，以葡萄糖醛酸结合物形式或从肾脏排泄，半衰期一般为 1 ～ 4 小时。适用范围：轻中度疼痛、术后疼痛、与阿片类药物合用治疗中重度疼痛。用法用量：每次口服 0.25 ～ 0.5g，每天 3 ～ 4 次。每天量不宜超过 2g，疗程不宜超过 10 天。儿童 12 岁以下按年龄计：2 ～ 3 岁，160mg；4 ～ 5 岁，240mg；6 ～ 8 岁，320mg；9 ～ 10 岁，400mg；11 岁，480mg。每 4 ～ 6 小时服用 1 次或必要时再服 1 次。

抗惊厥药物：对于神经病理性疼痛有良好的效果，在三叉神经痛和糖尿病性神经病变中作用尤为突出。作用机制：抗惊厥药物的作用机制目前还不十分清楚。研究表明，钙离子通道、GABA 受体、P 物质和 NMDA 系统都能部分地解释许多抗惊厥药物的作用机制。适用范围：合并神经病理性疼痛或术后慢性疼痛高危手术（神经损伤大的手术），加巴喷丁还可以用于术后疼痛治疗的辅助用药。用法：100 ～ 300mg，一天 3 次。老年患者宜从低剂量开始。

糖皮质激素：由于其抗炎和可能的镇痛作用而广泛应用于疼痛的治疗，可以局部、口服或者肠道外给药（静脉、皮下、滑囊内、关节内和硬膜外给药）。糖尿病患者慎用。

氯胺酮：曾广泛用于小儿基础麻醉。最近的多项研究表明，亚麻醉剂量下的氯胺酮可产生良好的镇痛作用，特别是对于难治性神经病理性疼痛。用量：0.5 ～ 1mg/kg，静脉缓慢注射。

利多卡因：局部麻醉药物的全身应用可以用来治疗神经病理

性疼痛，可以产生镇静和中枢性镇痛作用。利多卡因是最为常用的药物，可以缓慢推注或者连续输注给药。用法用量：利多卡因 $1 \sim 1.5mg/kg$，给药时间 $5 \sim 30min$，之后 $1mg/(kg\cdot h)$ 持续泵入，直至手术结束。输注过程中应监测心电图、血压、呼吸和精神状态，备齐复苏设备。中毒症状包括耳鸣、迟钝、过度镇静。有眼球震颤时应减缓或终止注药。

2）局部麻醉药

用于围术期镇痛的治疗，主要有三大类型：椎管内用药、区域神经丛或外周神经干阻滞、局部浸润。采用单独局部给药或联合 NSAIDs（或阿片类药物）的多模式镇痛可降低或避免阿片类药物的不良反应，是四肢或躯体部位手术后主要的镇痛方法。常用于术后镇痛的局部麻醉药：布比卡因（Bupivacaine）、利多卡因（Lidocaine）和罗哌卡因（Ropivacaine）等。

①布比卡因（Bupivacaine）：长效酰胺类强效局部麻醉药，局部麻醉强度为利多卡因的 4 倍，时效为 $3 \sim 6$ 小时，对感觉神经局部麻醉作用强，对运动神经阻滞相对弱，故可出现感觉 - 运动分离现象。组织穿透力弱，不适宜表面麻醉，不易透过胎盘，对产妇的应用较为安全，对新生儿无明显抑制。成人安全剂量为 150mg，极量为 225mg。毒性与利多卡因相似，但心脏毒性更为突出且复苏困难。用量过大或误入血管可产生严重的毒性反应。神经阻滞推荐浓度为 $0.25\% \sim 0.5\%$，浸润麻醉推荐浓度为 $0.125\% \sim 0.25\%$，硬膜外阻滞推荐 $0.25\% \sim 0.5\%$，蛛网膜下腔

阻滞推荐 0.5% ～ 0.75%，一次最大剂量为 10 ～ 15mg。

②利多卡因（Lidocaine）：酰胺类中效局部麻醉药。弥散快，穿透力强，起效快，无明显扩张血管作用。吸收后对中枢神经系统抑制明显，并有抗心律失常作用，过敏反应极少。适用于各种局部麻醉，也用于抗心律失常。局部浸润麻醉推荐使用 0.5% ～ 1% 溶液，一次用量不超过 300mg，时效为 60 ～ 120 分钟，依其是否加用肾上腺素而定。神经阻滞建议使用 1% ～ 1.5% 溶液，一次用量不超过 400mg，起效为 10 ～ 20 分钟，时效为 120 ～ 240 分钟。硬膜外和骶管阻滞推荐使用 1% ～ 2% 溶液，成人一次用量不超过 400mg。利多卡因镇痛起效时间约需 5 分钟，达到完全扩散约需 16 分钟，时效为 90 ～ 120 分钟。蛛网膜下腔阻滞推荐使用 2% ～ 5% 溶液，一次用量限于 40 ～ 100mg，时效为 60 ～ 90 分钟。

③罗哌卡因（Ropivacaine）：新型长效酰胺类局部麻醉药，脂溶性较布比卡因差，2 ～ 4 分钟起效，感觉阻滞可达 5 ～ 8 小时，可出现感觉 - 运动分离现象，较布比卡因更为明显。每次最大剂量为 200mg，硬膜外阻滞推荐浓度为 0.75% ～ 1%，神经阻滞推荐浓度为 0.5% ～ 0.75%，术后镇痛及分娩镇痛为 0.1% ～ 0.2%。罗哌卡因心脏毒性较布比卡因低，引起心律失常的阈值高，心脏复苏的成功率高，对中枢神经的毒性较布比卡因低，致惊厥的阈值较高。

（2）PCA 治疗

患者自控镇痛（patient-controlled analgesia，PCA）是依据 1965 年 Sechzer 提出的镇痛"反馈回路"原理设计的系统，即疼痛刺激出现，由患者启动镇痛控制器（PCA）的给药系统。该系统有一次性手动和微电脑输注泵两种，由麻醉医生设定给药剂量和给药时间，根据患者镇痛需要以实现个体化镇痛治疗。

1）PCA 的给药途径：静脉 PCA（PCIA）、硬膜外 PCA（PCEA）、区域神经阻滞 PCA（PCNA）、皮下 PCA（PCSA）等，以往临床上最为常用的是静脉 PCA 和硬膜外 PCA，但随着外科技术的发展及硬膜外镇痛所存在的一些问题，硬膜外 PCA 已经越来越少被应用。随着区域神经阻滞在术后镇痛中的应用增多及伤口周围浸润应用及研究的增多，区域神经阻滞 PCA 及皮下 PCA 的临床应用越来越多。

2）PCA 的药物选择：国外临床应用中，吗啡是静脉 PCA 的常用药物之一，但恶心、呕吐、尿潴留、瘙痒和呼吸抑制等不良反应发生率高。国内目前静脉 PCA 主要应用舒芬太尼或芬太尼作为基础用药，同时合并应用非甾体类抗炎药等。目前 PCA 中芬太尼及舒芬太尼的用量：芬太尼 $10\mu g/ml$ 或舒芬太尼 $1\mu g/ml$。不同的医院使用的配方和剂量都不一定相同，其最终是要根据患者具体情况给予个性化用药。区域神经阻滞 PCA 推荐配方：0.2% 罗哌卡因，持续剂量 5ml/h，单次剂量 10ml/h，间隔时间 15 分钟。

3）PCA 的不良反应：吗啡作为早期 PCA 的常用药物，不良反应较大，随着大量临床经验的积累，配方不断的改进与完善，现在用药更加个体化，使 PCA 的不良反应发生率明显下降，但存在不良反应：胃肠道反应、尿潴留、腹胀、低血压、呼吸抑制、皮肤瘙痒等。硬膜外 PCA 的并发症：尿潴留、低血压、感染、硬膜外血肿等；区域神经阻滞 PCA 的并发症：肌力减弱、神经损伤、感染、渗液等。

4）PCA 的适应证：术后急性疼痛；分娩期间及剖宫产术后镇痛；内科疼痛，如心绞痛和危重患者的镇痛镇静；慢性疼痛，如手术后疼痛综合征、椎间盘源性疼痛、带状疱疹后神经痛、癌痛等。

5）PCA 的优点：符合药代动力学原理，更容易维持镇痛药最低有效浓度；镇痛及时、迅速，解决患者的个体需求；在不同疼痛强度下获得最佳止痛效果；降低疼痛所致的不良反应；减轻医护人员的工作量；便携式设计，不受体位及空间的限制。

（3）神经阻滞

随着超声和神经刺激定位仪的广泛应用，神经阻滞的准确性有了很大提高，凡是手术创伤部位的支配神经可以被阻滞的，均建议应用。因为周围神经阻滞是镇痛效价比最高、不良反应相对少的镇痛方法，如末梢神经浸润阻滞、臂丛神经阻滞、肋间神经阻滞、腰丛神经阻滞等多种方法。多用于大的血管重建、再植手术或关节手术，或用于不适合椎管内麻醉患者（如抗凝患者）的术后镇痛。一般选用长效、毒性低、对运动影响小的局部麻醉药，也可以联合阿片类药物一起使用。阿片类药物和局部麻醉药或可乐定等非阿片类镇痛药联合应用于神经阻滞时，作用时间明显延长，最好是放置导管连续输注药物。

这种镇痛方法的优点：①简单安全，对术后心血管、呼吸肌、神经内分泌功能影响较小；②减少术后静脉血栓形成和出血可能。缺点是某些神经阻滞的实施有一定难度。

根据手术部位的不同，可以选择不同的周围神经阻滞镇痛。①胸部手术：单次／连续椎旁神经阻滞；肋间神经阻滞。②上肢手术：单次／连续臂丛神经阻滞；桡神经、尺神经或正中神经单独阻滞；指根神经阻滞。③上腹部手术：超声引导下肋弓下腹横肌平面阻滞（transversus abdominis plane block，TAP）。④下腹部手术：经 Petit 三角（也称腰下三角，后面是背阔肌，前面为腹外斜肌，下面为髂嵴）的 TAP。⑤下肢手术：单次／连续腰丛神经阻滞、单次／连续股神经阻滞、单次／连续坐骨神经阻滞、单次／连续收肌管阻滞、隐神经阻滞、闭孔神经阻滞。

（冯　艺）

手术与创伤后慢性疼痛的药物治疗

31. 手术与创伤后慢性疼痛的药物治疗原则

（1）手术与创伤后慢性疼痛的药物阶梯治疗原则

WHO 癌痛药物"三阶梯"（图1）治疗的原则适用于慢性手术与创伤后疼痛治疗。具体内容：在对手术与创伤后慢性疼痛的原因做出正确评估的基础上，根据患者疼痛的程度选择相应的镇痛药物。对于轻度疼痛患者主要选用非阿片类镇痛药，如非甾体类抗炎药（non-steroidal anti-inflammatory drugs，NSAIDs）；中度疼痛患者选用弱阿片类药物；重度疼痛患者选用强阿片类药物。每个阶梯均可以加用辅助用药（如抗惊厥药、抗抑郁药等）。

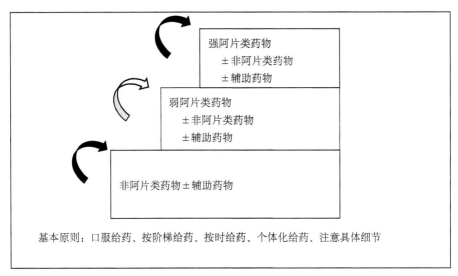

图 1   WHO 癌痛药物治疗三阶梯

（2）手术与创伤后慢性疼痛的机制导向性药物治疗原则

伤害性疼痛（炎性疼痛）可遵循"三阶梯"原则，按疼痛的程度选择镇痛药物。神经病理性疼痛可采纳相关神经病理性疼痛治疗指南，一线药物为抗惊厥药物（加巴喷丁或普瑞巴林，三叉神经痛可选择卡马西平或奥卡西平）和抗抑郁药物（阿米替林、度洛西汀、文拉法辛）；二线药物为曲马多或阿片类药物。混合型疼痛可遵循"三阶梯"治疗方案，并及时有效地选择抗惊厥或抗抑郁药物进行辅助治疗。

（3）慢性阿片类药物治疗（chronic opioid therapy，COT）原则

由于阿片类镇痛药存在滥用的可能，因而属于受管制药物。COT 治疗慢性手术与创伤后疼痛应遵循中国食品药品监督管理总局（China Food and Drug Administration，CFDA）颁布的《强

阿片类药物治疗慢性非癌痛使用指南》（以下简称《指南》）的相关原则和规定。《指南》指出"强阿片类药物治疗伤害性疼痛疗效确切，相当一部分神经源疼痛患者使用强阿片类药物症状可得到明显缓解。因此，在其他常用治疗方法无效时，应考虑强阿片类药物治疗。"

1）提出相关指导原则（强阿片类药物在慢性非癌痛治疗中的指导原则），包括：①在其他常用的临床镇痛方法无效时，可考虑采用强阿片类药物治疗；②患者年龄＞40岁，疼痛病史超过4周（艾滋病、截瘫患者疼痛治疗不受此项年龄及疼痛病史的限制）；③中度到重度的慢性疼痛（VAS评分≥5分）；④慢性非癌痛诊断明确的患者（暂限定于带状疱疹后遗神经痛，骨、关节疼痛，腰背痛，神经、血管性疼痛，神经源性疼痛）；⑤患者没有阿片类药物滥用史；⑥采用强阿片类药物治疗时，执业医师应慎重选择对疼痛患者有效的用药处方，并进行药物剂量滴定和治疗方案的调整；⑦必须仅由一位被授权的执业医师负责开处方，该医师必须充分了解病情，与患者建立长期的治疗关系；⑧在使用强阿片类药物之前，患者和医师必须对治疗方案和预期效果达成共识；⑨患者必须签署知情同意书；⑩按照"三阶梯"止痛疗法中按时给药的原则，镇痛药物应连续给予，强调功能改善，并达到充分缓解疼痛的目的；⑪开始治疗后，患者应至少每周就诊一次，以便调整处方。

2）当治疗状况稳定后，可以减少就医次数。负责医生需要定期随访患者，开始时应较频繁（如每周一次），以后可以每月一次。每次随访都要评估和记录镇痛效果、功能改善情况、用药及伴随用药和不良反应。①每次就医时应注意评估的指标：镇痛效果（VAS 评分）、功能状态（身体和精神）、与阿片类药物相关的不良反应；②当疼痛加剧加大用药剂量不能缓解时，可考虑住院治疗，以便密切观察加大药物剂量后的反应，并进行剂量调整；③如果较小剂量强阿片类药物未能充分缓解疼痛，患者不能耐受，则应考虑停止使用强阿片类药物；④强阿片类药物用于慢性非癌痛治疗，如疼痛已经缓解应尽早转入二阶梯用药，强阿片类药物连续使用时间暂定不超过 8 周；⑤疼痛治疗旨在缓解患者躯体和精神上的痛苦，必要时应采取综合治疗措施；⑥应建立医院保管的病历，记录治疗过程中不同时期的镇痛效果、功能状态、不良反应及异常行为；⑦若发现患者同时找两位以上医师开药、用药量剧增或有其他异常行为，应停药。

32. 手术创伤后慢性疼痛的常用治疗药物

（1）对乙酰氨基酚和非甾体类抗炎药

非甾体类抗炎药是一类具有解热、镇痛、抗炎、抗风湿、抗血小板聚集作用的药物，主要通过抑制前列腺素（PG）合成过程中的环氧合酶（COX），减少前列腺素的合成而发挥药理作用。

目前，已发现三种环氧合酶，即 COX-1、COX-2 和 COX-3。之前认为，COX-1 为结构酶，存在于正常组织中，维持胃肠、肾脏、血小板等组织器官的生理功能；该酶受抑制则发生消化道溃疡及穿孔、出血、肾损伤等；COX-2 为诱导酶，只有在受炎症因子刺激时才在炎症组织中表达产生，参与炎症反应。随着研究的深入逐渐被学者发现，COX-1 和 COX-2 的分布有重叠现象，COX-1 有可能也参与炎症反应，COX-2 也可能参与维持人体的某些正常功能，COX-3 可能只存在于中枢，与对乙酰氨基酚的作用机制有关。

1）对乙酰氨基酚

对乙酰氨基酚（paracetamol）是临床常用的中枢解热镇痛药，具有抑制中枢 COX-2，并对 COX-3 选择性易感，还有调节抑制下行 5-HT 能通路和抑制中枢 NO 合成的作用。单独应用对轻中度疼痛有效，与阿片类、曲马多、NSAIDs 药物联合应用，可发挥镇痛相加或协同效应。常用剂量为 4～6 小时，口服10～15mg/kg，最大日剂量不超过 100mg/kg。日口服剂量超过4000mg 可引起严重肝损伤和急性肾小管坏死，联合给药时剂量不超过 2000mg/d。

2）NSAIDs

① NSAIDs 的分类：临床根据 NSAIDs 对 COX 选择性的不同分为 3 类，即 COX-1 选择性抑制剂，代表药物是小剂量阿司匹林；COX 非特异性抑制剂，代表药物包括大剂量阿司匹林、吲哚美辛、布洛芬、双氯芬酸、萘普生、美洛昔康（Meloxicam）、氯诺昔康（Lornoxicam）、依托度酸（Etodolac）等；

COX-2 选择性抑制剂，代表药物包括塞来昔布（Celecoxib）、帕瑞昔布（Parecoxib）、依托考昔（Etoricoxib）。

②常用 NSAIDs：主要用于缓解轻中度疼痛，或作为辅助用药与阿片类药物联合，用于中重度疼痛。常用口服或注射用 NSAIDs 药物的剂量和作用时间见表 7、表 8。

表 7　常用的口服 NSAIDs 类药物

药物	每日最大剂量（mg）	每次剂量（mg）	次 /d
缓释布洛芬	2400 ～ 3600	400 ～ 600	1 ～ 2
缓释双氯芬酸	75 ～ 150	25 ～ 50	1 ～ 2
美洛昔康	7.5 ～ 15	7.5 ～ 15	1
氯诺昔康	24 ～ 32	8	3
塞来昔布	200 ～ 400	100 ～ 200	1 ～ 2
依托考昔	120	30 ～ 120	1 ～ 2

表 8　注射用 NSAIDs 类药物

注射液	剂量范围（mg）	起效时间（min）	维持时间（h）	用法和用量
氯诺昔康	8 ～ 16	20	3 ～ 6	IV/Ivgtt：8mg/ 次，1 ～ 2 次 /d，不应超过 16mg/d
酮洛酸	10 ～ 60	50	4 ～ 6	IM：开始 30mg ～ 60mg/ 次，以后 15 ～ 30mg/6h，最大量 120mg/d，连续用药不超过 2 日
氟比洛芬酯	50 ～ 200	15	4 ～ 8	IV/Ivgtt：50mg/ 次，1 ～ 2 次 /d
帕瑞昔布钠	40 ～ 80	7 ～ 13	6 ～ 12	IM/IV：首次剂量 40mg，随后 40mg/12h

③ NSAIDs 不良反应及使用高危因素：非选择性 NSAIDs 抑制体内所有前列腺素物质的生成，在抑制炎性前列腺素生成，发挥解热、镇痛、抗炎效应的同时，也抑制了对生理功能的重要保护作用，可能影响血小板、消化道、肾脏和心血管功能，其他不良反应还包括过敏反应及肝脏损害等。选择性 COX-2 抑制药不影响血小板功能。所有非选择性 NSAIDs 和选择性 COX-2 抑制药都影响肾功能，对脱水、血容量减低等肾前性或肾实质性损害患者可能导致肾功能衰竭。一般而言，非选择性 NSAIDs 的消化道损害发生率高于选择性 COX-2 抑制药。由于对心脏的影响既取决于药物对前列环素、血栓素，还取决于药物对 NO 等的影响有关，是否选择性 COX-2 抑制药的心血管并发症发生率高于非选择性 NSAIDs 仍未确定。使用环氧化酶抑制剂的高危因素见表 9。

表 9　使用 NSAIDs 的高危因素

序号	高危因素
1	年龄＞ 60 岁（男性易发）
2	原有易损脏器的基础疾病
3	上消化道溃疡、出血史
4	缺血性心脏病或脑血管病史：冠状动脉搭桥围术期禁用；脑卒中或脑缺血发作史慎用
5	肾功能障碍
6	出、凝血机制障碍（包括使用抗凝药）
7	同时服用皮质激素、血管紧张素转化酶抑制剂（ACEI）及利尿剂
8	长时间、大剂量服用
9	高血压、高血糖、吸烟、酗酒

④ NSAIDs 使用时注意事项：轻度非炎性疼痛首选对乙酰

氨基酚止痛，疗效不佳或合并炎性疼痛时再考虑使用 NSAIDs 治疗，任何 NSAIDs 均不宜长期、大量服用，以避免毒性反应。

NSAIDs 均有"天花板"效应，不应超量给药；此类药物的血浆蛋白结合率高，不可以同时使用两种药物，如果一种药物效果不佳，另外一种药物可能仍有较好作用。

无胃肠道溃疡或出血的危险因素时，可用非选择性 COX 抑制剂，酌情考虑是否同时给予质子泵抑制剂。长期服药应首选选择性 COX-2 抑制剂 NSAIDs，老年人使用前应评估心血管事件的风险。

存在 NSAIDs 高危因素时应避免使用。除禁忌证（慢性肾功能不全、冠状动脉搭桥术后）外，如确定需要 NSAIDs 治疗时，应定期监测血压、尿素氮、肌酐、血常规和大便潜血。

（2）阿片类药物

阿片类药物又称麻醉性镇痛药（narcotic analgetics），具有可靠的镇痛作用，不良反应（如便秘、恶心、呕吐、镇静、呼吸抑制）通常能被预防、治疗或逆转，因此仍然是治疗中、重度疼痛的"金标准"。在过去的几十年中，一方面，阿片类处方药物在治疗慢性非恶性疼痛（chronic nonmalignant pain，CNMP）中使用更加普遍；另一方面，阿片类药物治疗 CNMP 产生的风险和疗效存在两种极端的争论，由此导致阿片类药物的使用仍有争议。目前，国内批准可用于慢性非癌痛的强阿片类药物，包括：吗啡（鞘内途径）、芬太尼透皮贴剂、羟考酮缓释片和美沙酮。

阿片类药的不良反应可分为短时间耐受、中时间耐受和长时间耐受三大类。镇静、意识模糊（包括幻觉）、嗜睡、恶心、呕吐、瘙痒、呼吸抑制及尿潴留都是短暂反应，持续用药数天或1～2周后这些症状都可消失。瞳孔缩小则需数月至1年方可耐受。最顽固和持久的不良反应是便秘，见于所有使用强、弱阿片药的情况。

耐受和躯体依赖是长时间用药后的不良反应。阿片耐受性发生缓慢，个别患者可能因基因突变导致迅速对吗啡耐受。对产生耐受性的患者更换所用的阿片类药物（阿片轮换）可减少剂量，达到降低不良反应和提高止痛效应的双重作用。躯体依赖表现为突然停药时出现戒断症状，可通过逐渐减量来避免这种现象。

1）吗啡（Morphine）

鞘内吗啡镇痛是通过激活脊髓和脊髓上阿片受体而产生强效的镇痛作用。常用药物为硫酸吗啡。鞘内吗啡最大优点是不仅具有强效的镇痛效应，而且对运动神经不产生作用、对交感神经的作用较小。鞘内注射吗啡对急性、延迟性和各种慢性疼痛均有效，对神经病理性疼痛也有一定疗效，是鞘内给药的金标准。

胃肠外吗啡用量和鞘内吗啡用量之比为100∶1，使得后者有着良好的镇痛效果和较少的不良反应。鞘内吗啡镇痛效果的决定因素是脑脊液中吗啡的浓度。推荐剂量或初始剂量为0.2～0.5mg，长期输注最大推荐剂量为20mg/d，如果应用20mg/d以上患者疼痛仍未缓解，用其他方法治疗应考虑疼痛吗啡过敏综合征。

在鞘内给药时可以产生与全身给药相似的不良反应，如呼吸抑制、瘙痒、恶心、呕吐、镇静、排尿困难、便秘、耐药性等不良反应，但少于全身给药。

鞘内吗啡特有的并发症是导管顶端炎性团块的形成。如果镇痛作用突然消失或产生新的逐渐加重的神经症状，应该考虑导管尖部炎性团块的形成。炎性团块的发生率随药物剂量或浓度的增加而增加，与脑脊液外漏与长期导管留置。

2）羟考酮（Oxycodone）

羟考酮是从阿片类生物碱蒂巴因提取合成的半合成阿片类药。羟考酮是阿片受体纯激动剂，其作用类似吗啡等纯阿片受体激动剂，等效止痛作用强度为吗啡的 1.5 ～ 2 倍。

羟考酮复方制剂包含羟考酮 5mg+ 对乙酰胺基酚 325mg，适用于手术与创伤后中、重度疼痛的治疗。常用剂量为 1 ～ 2 粒，口服，1/（6 ～ 8 小时），每日最大剂量为 6 片，考虑到对乙酰氨基酚的肝脏毒性（在复合制剂中对乙酰氨基酚每日最大剂量应≤ 2g）。

羟考酮控释剂采用了 AcroContin 的精确控释技术，可以让 38% 的羟考酮从控释片中快速释放，随后其余 62% 的羟考酮持续缓慢的释放。因此，控释剂口服后 1 小时内起效，约 3 小时达峰浓度，且持续作用达 12 小时。羟考酮的主要代谢产物有去甲羟考酮、羟氢吗啡酮和 3- 葡萄糖醛酸甙。去甲羟考酮的镇痛作用很弱，羟氢吗啡酮虽有镇痛作用但量极低，无实际临床意义。

羟考酮控释片为 CFDA 批准的可用于慢性中、重度非癌痛治疗的强阿片类药物之一。适用于中、重度慢性手术与创伤后疼痛患者。起始剂量取决于疼痛强度，未使用过阿片类药物患者，羟考酮控释剂初始剂量一般为 5 ～ 10mg，口服，1/12 小时，可根据疼痛缓解情况调整剂量。文献报道，对慢性神经病理性疼痛患者，羟考酮的有效剂量在 60 ～ 12mg/d。

羟考酮的不良反应有头晕、嗜睡、恶心等。肝肾功能不全、甲状腺功能严重减退、前列腺肥大和尿道狭窄患者慎用。

羟考酮控释剂必须整片吞服，不得掰开、咀嚼或研磨，否则会导致羟考酮快速释放和迅速吸收所产生的不良反应。临床使用剂型有 4 种规格：5mg、10mg、20mg 和 40mg。

3）芬太尼（Fentanyle）

芬太尼是人工合成的苯基哌啶类药物，化学结构与哌替啶相似，为 μ- 受体激动剂，可产生中枢神经系统镇痛和镇静作用。芬太尼透皮贴剂（Transdermal fentanyl，TDF）是芬太尼经皮吸收的给药制剂，属强阿片类药物。TDF 是 CFDA 批准的可用于慢性非癌痛治疗的强阿片类药物之一，主要用于治疗慢性中、重度癌痛和非癌痛。

首次使用 TDF 后 6 ～ 12 小时逐步开始出现镇痛作用，一般 24 小时达峰浓度，且在 72 小时期间保持稳定的血药浓度。TDF 的芬太尼释放剂量与 TDF 膜的表面积呈正比，即为 $25mg/10cm^2$。该药膜国内有 2 种规格：$10cm^2$ 和 $20cm^2$，药膜的

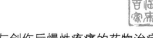

TDF 释放速度分别为 2550μg/h 和 50μg/h。TDF 主要经肝脏代谢，其代谢产物无止痛作用。约 75% 的药物以代谢物形式排泄、10% 的药物以原形经尿液排泄，约 9% 的药物经粪便排泄。TDF 与口服吗啡的等效转化参照下列公式：

TDF 剂量（μg/h）=24 小时口服吗啡量（mg）× 1/2

TDF 的不良反应与吗啡等阿片类药相似。与吗啡相比，TDF 所致恶心、呕吐、便秘等不良反应较低，芬太尼易透过血脑屏障，较快分布于疼痛中枢，而分布于胃肠道的剂量相对较低有关。4% ～ 13% 的患者在贴药膜区出现局部皮肤轻微非过敏性刺激征，表现为皮肤潮红、瘙痒，在停药后 24 小时内自行消失。

4）美沙酮（Methadone）

美沙酮在结构上与其他阿片源性生物碱无关，通常是以它的两种同分异构体 [d- 美沙酮（S-met）和 l- 美沙酮（R-met）] 的外消旋混合物形式存在，二者具有不同的作用模式。d- 美沙酮（S-met）能拮抗 NMDA 受体，抑制 5- 羟色胺和去甲肾上腺素的再摄取；l- 美沙酮（R-met）具有阿片受体激动剂特性。临床研究证实，美沙酮能够减轻阿片诱导的耐受并能治疗神经性疼痛。对于某些难治性手术与创伤后慢性疼痛常用药物，包括阿片类药物、抗癫痫药、抗抑郁药等不敏感，可以考虑使用美沙酮缓解疼痛。

美沙酮容易吸收，口服生物利用度（约 80%，范围在 40% ～ 99%）约为吗啡的 3 倍。美沙酮具有高亲脂性，组织分布广泛（平均分布体积为 6.7ml/kg），清除缓慢（平均半衰期为

26.8 小时，范围在 15 ～ 55 小时）。美沙酮的消除为双消除时相，α- 清除阶段（分布期）持续 8 ～ 12 小时，相当于镇痛时期，通常不超过 6 ～ 8 小时，由于需要达到双时相分布稳态动力学，镇痛初始可能需要频繁给药；β- 清除阶段（清除期）持续 30 ～ 60 小时，足以防止阿片类戒断症状产生，但不足以镇痛。因此，在阿片类药物维持治疗时，每 24 小时给药，镇痛时每 6 ～ 12 小时给药的美沙酮处方提供了依据。

美沙酮没有已知的活性代谢物，它经过肝脏代谢，主要通过细胞色素 P450（CYP）家族的酶发生 N- 脱甲基作用。因此，由于几种 CYP 酶包括 CYP3A4、CYP2D6 和 CYP2B6 的诱导、抑制或底物竞争，造成美沙酮与多个药物具有潜在相互作用。

美沙酮等效镇痛剂量转换仍然是不确定的。由美国疼痛医学学会和美国疼痛学会的专家组成的小组推荐，大多数未使用过阿片类药物的成年人的安全起始剂量是每 8 小时口服 2.5mg，后续剂量的增加最多是按周调节。这个专家小组没有推荐从其他阿片类药物转换成美沙酮的特定方法，但建议阿片耐受患者甚至是以前使用高剂量阿片类药物的患者的起始剂量不高于每天 30 ～ 40mg，但没有足量的研究提供统一的指南。

美国国立综合癌症网络（NCCN）成人癌痛指南建议阿片耐受患者，如果口服吗啡量 ≥ 30mg/d 或 ≤ 90mg/d（或相同等效剂量的阿片类药物），美沙酮 : 吗啡 =1 : 4 转换；如果口服吗啡量 > 90mg/d 或 ≤ 300mg/d（或相同等效剂量的阿片类药物），美

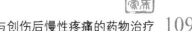

沙酮：吗啡 =1 ∶ 8 转换；如果口服吗啡＞300mg/d，美沙酮：吗啡 =1 ∶ 12 转换。转换后的美沙酮减量25%～50%，分次（1/8h）口服。由于缺乏足够的研究提供统一的指南，从美沙酮到另一种阿片类药物的转化更加不明确。因此，美沙酮给没有经验的临床医师带来了预测效果的挑战。

由于认识到美沙酮有导致恶性心律失常（QTc 间期延长，导致尖端扭转型室性心动过速）的可能。需要特别提醒的是，如果患者 QTc 间期＞450ms 但＜500ms，应该和患者分析潜在的风险和益处，并需要更加频繁的监测。如果 QTc 间歇超过 500ms，应考虑减少美沙酮用量或停药；消除诱因，如减少促进低钾血症的药物的使用；选用其他替代疗法，并且周期性监视 QTc 间期。

5）丁丙诺啡和丁丙诺啡透皮贴剂

丁丙诺啡（Buprenorphine）是一种二类管制的半合成阿片，是吗啡生物碱二甲基吗啡的衍生物。丁丙诺啡具有 μ 阿片受体部分激动剂、κ 和 δ 阿片受体的拮抗剂的活性。丁丙诺啡的部分激动剂活性导致形成具有"钟形"剂量 - 反应曲线的上限剂量，提示丁丙诺啡的镇痛效果有限。然而，也有研究者认为，在临床相关的剂量下没有镇痛封顶效应，但是在高剂量使用时较难预测丁丙诺啡与吗啡额等效剂量。

丁丙诺啡具有高度亲脂性，认为比口服吗啡强 30 ～ 40 倍。由于通过肝脏代谢的首过效应，丁丙诺啡的生物利用度是 10% ～ 15%。丁丙诺啡主要是通过肝细胞色素酶 P450 CYP3A4

代谢成无活性和有活性的代谢产物。其中有活性的代谢产物去甲丁丙诺啡具有较强的呼吸抑制作用，对于有中、重度肝功能不全或服用可能诱导产生 CYP3A4 酶的患者，在使用丁丙诺啡时需要密切监测。丁丙诺啡对于合并肾脏疾病，甚至包括透析患者是安全的。

丁丙诺啡透皮贴剂（Buprenorphine transdermal patch，BTP），BTP 在 24 小时内缓慢吸收，达到有效治疗浓度，随着贴剂时间延长，药效时间逐渐延长，且丁丙诺啡最大血浆浓度基本维持一致。一项开放、随机、连续给药的药动学研究的结果显示，丁丙诺啡透皮贴剂 10mg 首次使用后 48 小时达到血浆浓度稳态，可持久稳定释放丁丙诺啡适用于 7d，且各周血药浓度相似。

BTP 低剂量（5 ~ 10mg）主要用于慢性非癌痛，高剂量（30 ~ 60mg）主要用于癌痛的治疗。老年患者使用 BTP 时不必因药动学的原因改变剂量。一份对于老年人重度疼痛管理的专家共识，对最常用的 6 种 WHO 三阶梯阿片类药物（丁丙诺啡、芬太尼、氢吗啡酮、美沙酮、吗啡和羟考酮）进行系统回顾，推荐丁丙诺啡作为老年患者治疗的一线首选阿片类药物。

丁丙诺啡的不良反应与吗啡相似，但较吗啡为轻。长期使用可产生耐受性及依赖性，戒断症状于停药后 30 小时才出现，但持续时间和症状均比吗啡轻。纳洛酮不能逆转其呼吸抑制。

（3）曲马多（Tramadol）

曲马多是一种作用机制比较特殊的中枢镇痛药，曲马多的镇痛强度约为吗啡的 1/10。曲马多有两种异构体：（+）-曲马多和（-）-曲马多。（+）-曲马及其代谢产物（+）-O-去甲基曲马多（M1）是 μ 受体的激动剂（吗啡的 1/6000），二者又分别抑制中枢 5-羟色胺和去甲肾上腺素的再摄取，提高了对脊髓疼痛传导的抑制作用。两种异构体的协同作用增强了镇痛作用并提高了耐受性。

循证医学证据表明，曲马多适用于缓解轻、中度慢性疼痛及神经病理性疼痛。被多个指南推荐为治疗神经病理性疼痛的二线用药或三线用药。

曲马多缓释片间隔 12 小时给药，提供中、强度镇痛，安全性较好。曲马多在慢性疼痛使用中的原则是低剂量开始，逐步增剂量（start low，go slow），第 1 天剂量为睡前 50mg；第 2 天剂量为 50mg，2 次 /d；第 3 天剂量为 50mg，3 次 /d；第 4～7 天剂量为 100～200mg，2 次 /d。

曲马多最常见的不良反应为恶心、呕吐，预先给予止吐药（甲氧氯普胺）可以预防；曲马多引起头晕、便秘、镇静、耐受和依赖的发生率比阿片类药物要低，程度较轻；曲马多仅在肾功能衰竭患者因 M1 代谢产物蓄积才可能导致呼吸抑制，通常情况下曲马多并无呼吸抑制之虞。

氨酚曲马多（Paracetamol and tramadol hydrochloride）是曲马多（37.5mg）与对乙酰氨基酚（325mg）的合剂，属即释剂型，剂量范围 2～6 片 /d，分 3～4 次口服。

（4）抗癫痫药（antiepileptics）

抗癫痫药最初用于治疗神经病理性疼痛，现在已被广泛应用于治疗慢性疼痛，尤其是撕裂样痛、烧灼样痛和麻木样痛。根据作用机制，抗癫痫药分为 3 类：第一类是抑制电压依赖性的钠离子通道，降低神经元的兴奋性（如卡马西平、奥卡西平等）；第二类是增强 γ - 氨基丁酸（GABA）介导的抑制性突触的传递功能；第三类是抑制电压依赖性 T 型钙离子通道（如加巴喷丁、普瑞巴林）。到目前为止，常用于治疗神经病理性疼痛的抗癫痫药，只有卡马西平、加巴喷丁和普瑞巴林的临床随机试验被证实有效，苯妥英钠和拉莫三嗪的效果仍有争议。常用的抗癫痫药剂量、剂量范围和不良反应见表 10。

表 10　疼痛治疗常用抗癫痫药物剂量、剂量范围和不良反应

抗癫痫药物	常规剂量		剂量范围（mg/d）	不良反应（部分）
卡马西平	100mg	1/8h	100 ～ 1200	嗜睡、骨髓抑制、肾结石
奥卡西平	300mg	1/12h	150 ～ 1800	嗜睡、头晕、眩晕
加巴喷丁	300mg	1/8h	200 ～ 3600	嗜睡、眩晕
普瑞巴林	75mg	1/12h	150 ～ 600	嗜睡、眩晕
丙戊酸钠	250mg	1/8h	600 ～ 2400	嗜睡、头痛、躁动、情绪不稳、记忆力减退
苯妥英钠	100mg	1/8h	200 ～ 600	复视、平衡失调、言语不清
氯硝西泮	0.5mg	1/8h	2 ～ 7	嗜睡、平衡失调、异常行为
拉莫三嗪	50mg	1/12h	50 ～ 200	皮疹、乏力、胃部不适
左乙拉西坦	250mg	1/12h	250 ～ 1500	嗜睡、眩晕
托吡酯	25mg	1/12h	200 ～ 400	共济失调、注意力不集中、思维混乱、头晕、乏力、言语障碍、语言问题

1）卡马西平（Carbamazepine）

卡马西平结构类似于三环类抗抑郁药（TCAs），具有抗惊厥、抗癫痫、抗神经病理性疼痛等作用，其作用机制可能与其降低神经细胞膜对 Na^+ 和 Ca^{2+} 的通透性、降低神经元的兴奋性和延长不应期、增强 GABA 神经元的突触传递功能有关。

卡马西平是治疗三叉神经痛的一线药物，也是被 FDA 批准用于治疗神经病理性疼痛的第一个抗癫痫药。卡马西平在手术与创伤后慢性疼痛治疗中，适用于三叉神经痛、舌咽神经痛和周围神经损伤后慢性神经病理性疼痛的治疗。成人开始每次 100mg，3 次 /d；第 2 天以后隔日增加 100 ～ 200mg，直至疼痛缓解，维持量 400 ～ 800mg/d，分次服用；最高剂量不超过 1200mg/d。

卡马西平常见的不良反应是中枢神经系统反应，表现为视力模糊、复视、眩晕、眼球震颤。其中最常见的剂量相关性不良反应是复视和共济失调。其他剂量相关性的不良反应有轻度的胃肠道不适，高剂量会引起嗜睡。因刺激抗利尿激素分泌引起水潴留和低钠血症，发生率为 10% ～ 15%，呈剂量依赖性。较少见的不良反应有变态反应、Stevens-Johnson 综合征或中毒性表皮坏死溶解症、皮疹、荨麻疹、瘙痒、儿童行为障碍、严重腹泻、红斑狼疮样综合征。卡马西平的特异质反应为骨髓抑制，属于罕见的不良反应。

2）奥卡西平（Oxcarbazepine）

奥卡西平是卡马西平的 10- 酮基衍生物，该药和其单羟基衍生物（MHD）主要通过阻断神经细胞的电压依赖性钠离子通道，稳定过度兴奋的神经细胞膜，抑制神经元重复放电，减少神经冲动的突触传递而发挥药理作用。在疼痛治疗中主要用于不能耐受卡马西平或用其治疗无效的三叉神经痛、舌咽神经痛等神经病理性疼痛。

奥卡西平起始剂量为 150 ～ 300mg/ 次，2 ～ 3 次 /d，根据临床疗效及患者耐受程度，逐渐增加剂量，每次增加剂量不要超过 600mg，最高量不超过 1800mg/d。维持剂量范围在 600 ～ 1800mg/d。

奥卡西平最常见的不良反应包括嗜睡、头痛、头晕、复视、恶心、呕吐和疲劳。用药开始时可能出现轻度的不良反应（如乏力、头晕、头痛等），继续用药后这些不良反应可消失。偶见胃肠功能障碍、皮肤潮红、血细胞计数下降等不良反应，罕见严重过敏反应，应注意其与卡马西平有交叉过敏，发生率为 25% ～ 30%。对本药过敏及房室传导阻滞者禁用。

3）加巴喷丁（Gabapentine）

加巴喷丁为 GABA 的衍生物，是第二代抗惊厥药，是目前治疗多种神经病理性疼痛的一线药物。加巴喷丁可能的作用机制包括：

①对 NMDA 受体的拮抗作用：NMDA 受体复合物活化时引起 Ca^{2+} 内流，在疼痛刺激引起的中枢敏化过程中起关键作用。

②对中枢神经系统钙离子通道的拮抗和对外周神经的抑制作

用：通过抑制神经元细胞的 Ca^{2+} 内流，降低了兴奋性氨基酸的释放（如谷氨酸）。

③对 GABA 介导的传入通路的抑制（减少了兴奋性传入信号）引起对中枢神经系统的作用：增加 GABA 的合成和减少 GABA 的降解。临床研究证实，加巴喷丁在治疗多种神经病理性疼痛及一些特定的慢性疼痛方面具有明显的疗效。在临床疼痛治疗中，加巴喷丁已成为治疗带状疱疹后神经痛、糖尿病性周围神经痛、癌性神经痛、三叉神经痛、多发性硬化症引起的神经痛、复杂区域疼痛综合征及其他神经痛的治疗或辅助治疗。

加巴喷丁用于手术与创伤后慢性神经病理性疼痛的治疗的起始剂量为 100 mg/ 次，3 次 /d，根据临床疗效及耐受程度逐渐增加，直至疼痛缓解。一般有效剂量为 900 ～ 1800mg/d，最高用药量可达 3600 mg/d。在治疗过程中，加巴喷丁的停药或新治疗方案的加入需逐渐进行，时间最少为 1 周。

加巴喷丁最常见的不良反应有嗜睡、疲劳、眩晕、头痛、恶心、呕吐、体重增加、紧张、失眠、共济失调、眼球震颤、感觉异常及畏食，常见于用药早期。从小剂量开始，缓慢增加剂量，多数人可以耐受。

4）普瑞巴林（Pregabalin）

普瑞巴林为一种新型抗癫痫药，与加巴喷丁结构相近，但比后者具有更好的生物利用度和线性药动学。其作用机制包括：

①调控上行传导通路：普瑞巴林与 α_2-δ 亚基结合，抑制电压

门控钙离子通道向背角的转运，调控突触前膜电压门控钙离子通道的开放，减少 Ca^{2+} 内流，降低神经元兴奋性，从而起到止痛、抗焦虑和抗惊厥的作用；同时改善疼痛、睡眠障碍、焦虑和抑郁等。

②调控下行抑制通路：普瑞巴林与 α_2-δ 亚基结合，抑制了 GABA 能神经元（抑制性中间神经元）的活性，从而削弱了 GABA 能神经元对下行通路中 NE 的作用，导致下行抑制作用增强，疼痛缓解，具有起效迅速、镇痛作用好等优点。

普瑞巴林作为治疗神经病理性疼痛的一线用药，广泛用于治疗各种周围神经病理性疼痛、中枢神经病理性疼痛、纤维肌痛症、不宁腿综合征、复杂性区域疼痛综合征等。此外，普瑞巴林还可用于广泛性焦虑障碍的辅助治疗。

治疗手术与创伤后慢性神经病理性疼痛，普瑞巴林的起始剂量为 75mg/ 次，2 次 /d，根据临床疗效及患者耐受性，可在 1 周内增至 150mg/ 次，2 次 /d。2～4 周后疼痛未得到充分缓解，且可耐受的患者，可增至 300mg/ 次，2 次 /d，最高剂量不超过 600mg/d。由于普瑞巴林主要经肾脏排泄清除，肾功能减退的患者应调整剂量，以上推荐剂量适用于肌酐清除率 ≥ 60ml/min 的患者。如需停用普瑞巴林，建议至少用 1 周时间逐渐减停。若突然或快速停药，一些患者可能会出现失眠、恶心、头痛和腹泻等症状。

肾功能损伤的患者应根据肌酐清除率调整剂量。肝功能损伤患者无须调整用药剂量。年龄 65 岁以上的老年患者由于肾功能减退可能需要减量。由于儿童及青少年安全性和疗效的数据不充足，年龄小于 12 岁的儿童和青少年（12 ~ 17 岁）不推荐使用普瑞巴林。

普瑞巴林最常见的不良反应为头晕、嗜睡，多数为轻、中度，且呈剂量相关性。较少见的不良反应有共济失调、意识模糊、乏力、思维异常（主要为集中精力困难）、视物模糊、运动失调、口干、水肿、体重增加等。普瑞巴林可能引起外周水肿，心功能Ⅲ级或Ⅳ级的充血性心衰患者应慎用。

（5）抗抑郁药（antidepressants）

抗抑郁药通过对疼痛传递过程中的特殊神经递质和离子通道的调节作用，可以运用于神经病理性疼痛的治疗。有证据表明，抗抑郁药的镇痛作用并非由其抗抑郁作用所介导，抗抑郁药治疗慢性疼痛的起效时间(3~7天)比抗抑郁症的起效时间(14~21天)快得多，因此抗抑郁药的镇痛作用既有继发于抗抑郁作用的效应，也具有不依赖其抗抑郁作用的独立镇痛效应。疼痛治疗常用的抗抑郁药剂量、剂量范围及不良反应见表 11。

表 11　疼痛治疗常用的抗抑郁药剂量、剂量范围及不良反应

抗抑郁药（分类）	常规剂量（mg/d）	剂量范围（mg/d）	不良反应
阿米替林（TCAs）	25	12.5 ~ 150	嗜睡、口干、体重增加、便秘、癫痫发作、心脏毒性、尿潴留
去甲替林（TCAs）	25	25 ~ 100	嗜睡、口干、体重增加、便秘、癫痫发作、心脏毒性、尿潴留
度洛西汀（SNRIs）	60	30 ~ 120	失眠、恶心、头晕、乏力、便秘
文拉法新（SNRIs）	37.5	150 ~ 225	血压升高、消瘦、口干、阳痿、震颤

抗抑郁药（分类）	常规剂量 （mg/d）	剂量范围 （mg/d）	不良反应
米氮平（NaSSA）	10	7.5～30	
地昔帕明（NRIs）	75	50～200	嗜睡、口干、体重增加、便秘、癫痫发作、心脏毒性、尿潴留
氟西汀（SSRIs）	20	5～60	焦虑、紧张、失眠、震颤、胸痛、腹泻
帕罗西汀（SSRIs）	20～40	20～50	嗜睡、头晕、失眠、头痛

根据抗抑郁药化学结构及作用机制不同，分为：三环类抗抑郁药（ricyclic antipsychotics，TCAs）、单胺氧化酶抑制剂（monoamine oxidase inhibitor，MAOIs）、选择性 5- 羟色胺再摄取抑制剂（selective serotonin reuptake inhibitors，SSRIs）、选择性去甲肾上腺素再摄取抑制剂（selective norepinephrine reuptake inhibitors，NRIs）、选择性 5- 羟色胺和去甲肾上腺素再摄取抑制剂（selective serotonin–norepinephrine reuptake inhibitors，SNRIs）、去甲肾上腺素能和特异性 5- 羟色胺能抗抑郁药（noradrenergic and specific serotonergic antidepressants，NaSSA）等。

1）阿米替林（Amitriptyline）

一种 TCAs 类抗抑郁药，通过抑制 5-HT 和 NA 的再摄取（对 5-HT 再摄取的抑制更强）而发挥镇痛作用。阿米替林口服吸收效果好，8～12 小时血药浓度达高峰。生物利用度为 31%～61%，蛋白结合率为 82%～96%，半衰期（t1/2）为

中国医学临床百家

31～46小时，表观分布容积（Vd）5～10L/kg。主要在肝脏代谢，活性代谢产物为去甲替林，自肾脏排泄，可分泌入乳汁，老年患者由于代谢和排泄能力下降，敏感性增强，应减少用量。

阿米替林适用于伴有抑郁症状的手术与创伤后慢性疼痛，尤其是慢性神经病理性疼痛患者的治疗。成人用量为1.25～25mg/d，从小剂量开始，根据病情和耐受情况逐渐增至50～75mg/d，分2次服用，最高量不超过150mg/d，维持量25～75mg/d。对60岁以上的老年患者，从小剂量开始，缓慢增加非常必要。通常以12.5～25mg/d开始，逐渐增加至50～100mg/d。

治疗初期阿米替林可能出现的不良反应包括多汗、口干、视物模糊、排尿困难、便秘等。中枢神经系统不良反应可出现嗜睡、震颤、眩晕，可出现体位性低血压，偶见癫痫发作、骨髓抑制及中毒性肝损害等。

2）度洛西汀（Duloxetine）

度洛西汀SNRIs类抗抑郁药，其抗抑郁与中枢镇痛作用可能通过抑制神经元对5-HT和NA的再摄取，提高这两种中枢神经递质在大脑和脊髓中的浓度而发挥作用，从而用于治疗抑郁症和焦虑症，以及缓解神经病理性疼痛。

度洛西汀口服吸收完全，血浆蛋白结合率＞90%，6小时后达峰值，表观分布容积（Vd）1.64L/kg，半衰期（t1/2）为8～17小时，一般于服药3天后达到稳态血药浓度。通过肝脏细胞色素P450酶系统中的2D6和1A2同工酶代谢，不具有临床意义的活性代谢产物。口服后约 1% 以原形经尿液排泄，约 70% 以代谢产物形式经尿液排泄，约 20% 以代谢产物形式经粪便排泄。

度洛西汀至今已在欧美等国获准治疗严重抑郁症、广泛性焦虑症及缓解糖尿病性周围神经痛和纤维肌痛症。在疼痛治疗中，可用于治疗三叉神经痛、带状疱疹后神经痛、癌性神经痛等多种神经病理性疼痛。目前度洛西汀还在进行多项用于治疗各种慢性疼痛的研究，包括骨关节炎相关疼痛和慢性腰痛等，但临床疗效尚不确切。

推荐起始剂量为 20mg/d（20mg/ 次，1 次 /d）至 60mg/d（20mg/ 次，3 次 /d 或 30mg/ 次，2 次 /d）。用于糖尿病性周围神经痛，可服用 60mg/ 次，1 次 /d，临床试验表明，剂量在 120mg 下仍然安全有效，但疼痛缓解效果无明显增加，且高剂量易产生耐药性，因此应注意从低剂量逐渐加量。用于纤维肌痛症的推荐剂量为 60mg/ 次，1 次 /d。有关报道，在临床试验中突然停服或逐渐停服度洛西汀会产生头晕、恶心、头痛、感觉异常、疲劳、呕吐、兴奋、梦魇、失眠、腹泻、焦虑、多汗和眩晕。停药时应对这些症状进行监测，建议尽可能的逐渐减药，而不是骤停药物。

度洛西汀最常见的不良反应包括恶心、口干、便秘、食欲下降、疲乏、嗜睡、出汗增多。禁止与 MAOIs 联用，在停用 MAOIs 后 14 天才能使用；停用度洛西汀后至少 5 天，才能应用 MAOIs；对于晚期肾脏疾病需透析的患者，或有严重肾脏功能损害（肌酐清除率＜ 30ml/min）的患者，禁用度洛西汀；肝功能不全的患者不推荐使用度洛西汀。

3）文拉法辛（Venlafaxine）

文拉法辛主要通过同时阻断 NA 和 5-HT 的再摄取，升高 NA 和 5-HT 的浓度而发挥双重抗抑郁作用。研究表明，文拉法辛小剂量（≤ 75mg/d）时主要抑制 5-HT 的再摄取，大剂量（≥ 150mg/d）时对 5-HT 和 NA 的再摄取均有抑制作用。有报道显示，腹腔注射文拉法辛可提高小鼠的痛阈，半数有效剂量（ED50）为 46.7mg/kg，这种作用可被纳洛酮（Naloxone）明显抑制。肾上腺素 α_2 受体阻断药能削弱其镇痛作用，而肾上腺素 α_2 受体激动剂可增强其作用。提示阿片 κ 及 δ 受体、肾上腺素 α_2 受体与这种作用有关，但其临床镇痛作用仍待研究。

文拉法辛口服易吸收，主要在肝脏内代谢，O- 去甲基文拉法辛（ODV）是主要的活性代谢产物。生物利用度约为 45%，3 天内达到稳态血药浓度。文拉法辛和 ODV 的半衰期（t1/2）分别为 3 ~ 7 小时和 9 ~ 13 小时，表观分布容积（Vd）分别为 3.8 ~ 11.2L/kg 和 3.9 ~ 7.5L/kg，血浆蛋白结合率分别为 27% 和 30%。文拉法辛在肝脏进行首过代谢，原形及其代谢产物主要通过肾脏排泄。

在疼痛治疗中，文拉法辛可用于治疗偏头痛、神经根性背痛等神经病理性疼痛及慢性疼痛，也适用于治疗各种类型抑郁症（包括伴有焦虑的抑郁症）及广泛性焦虑症。起始推荐剂量为 75mg/d，可分次服用，一般 2 周以内见效。如有必要，可递增至最大剂量

225mg/d（间隔时间不少于 4d，每次增加 75mg/d）。在每天相同的时间与食物同时服用，不得将其嚼碎后服用或化在水中服用。文拉法辛突然停用可能发生撤药反应，特别在剂量 ≥ 150mg/d 时更易发生。一般在撤药后 2 天内症状加重，停药 1 周后可见症状消失，有些患者的反应可能持续 4 周甚至更久。如果用文拉法辛治疗 6 周以上，建议逐渐停药，所需的时间不少于 2 周。

MAOIs 不可与文拉法辛合用，或在 MAOIs 停用 14 天后方可使用；肝、肾功能不全者起始剂量降低 25% ～ 50%；老年患者按个体化给药，增加用药剂量时应慎重。

文拉法辛的不良反应较轻微，包括恶心、嗜睡、口干、头晕、神经过敏、便秘、无力、焦虑、厌食、视力模糊、射精或性欲障碍、阳痿等。文拉法辛的不良反应与药物剂量增加有关，且随治疗时间的延长而减少，2 周后可明显减轻。

（6）糖皮质激素

糖皮质激素（giucocorticoid hormone）又称甾体类抗炎药。糖皮质激素类药物仅用于疼痛症状严重的矫形手术前患者，如类风湿性关节炎、颈椎病、强直性脊柱炎、急性脊髓损伤等。由于其具有强大的抗炎作用，被临床各科室广泛应用，治疗多种疾病，也成为疼痛治疗中的常用药。

1）糖皮质激素的药理作用

①抗炎作用：糖皮质激素具有较强的抗炎作用，以地塞米松为著。在炎症急性期可降低毛细血管扩张度和通透性，减轻充

血和渗出；抑制炎症细胞浸润和吞噬反应，以改善炎症反应时的红、肿、热、痛的症状。在炎症后期，可抑制毛细血管和成纤维细胞的增生及肉芽组织的形成，减轻疤痕粘连。同时，由于削弱了机体的防御功能，抑制了炎症后组织的修复，可使创口延缓愈合，甚至导致感染灶的扩散。

②免疫抑制作用：糖皮质激素可通过抑制巨噬细胞的吞噬功能、降低网状内皮细胞溶解颗粒或细胞的作用、抑制细胞免疫等方面，达到免疫抑制的作用。此外，治疗剂量的糖皮质激素可抑制人体抗体的产生，用于缓解过敏反应和自身免疫性疾病的症状，可对抗异体器官移植的排斥反应。

③抗毒素作用：糖皮质激素具有抗毒素的作用，但并不能阻止细胞释放内毒素，也不能减弱及中和内毒素。

④抗休克作用：糖皮质激素可提高机体的应激反应能力，解除小动脉的痉挛，改善微循环，对感染性休克、低血容量性休克、心源性休克都有治疗作用。

⑤对代谢的影响：糖皮质激素可增强肝、肌肉内糖原，升高血糖；对不同器官的蛋白质代谢均有影响，可加速蛋白质分解代谢，增加血清氨基酸和尿氮的排泄，达到负氮平衡。糖皮质激素可抑制脂肪合成，促进其分解，改变身体脂肪的分布，长期使用可形成向心性肥胖。对水盐代谢的影响主要表现为引起潴钠排钾，因其具有增加肾小球滤过和拮抗利尿激素的作用，可以减少肾小球对水的再吸收，故有利尿作用，同时可促进磷、钙排泄，

引起血钙降低，长期应用可导致骨质脱钙。

2）糖皮质激素的临床应用

糖皮质激素的临床应用广泛，用法也根据患者的病情、治疗目的、药物特性的不同而不同。短时间大剂量冲击用药主要用于急性疼痛的患者，用药一般不超过 3 天。局部注射给药是治疗手术后疼痛的重要方法，一般与局部麻醉药混合使用。长期大剂量使用糖皮质激素可导致肥胖、高血压、胃和十二指肠溃疡、骨质疏松症、水钠潴留、精神异常、月经紊乱、视力障碍等不良反应，肾上腺功能亢进、溃疡病、糖尿病、高血压、骨质疏松症、重症感染、精神病等患者及孕妇禁用。

常用于疼痛治疗的糖皮质激素有以下几种：

①地塞米松（Dexamethasone）：为糖皮质激素长效制剂，作用可维持 3 天。主要用于各种炎症性疼痛，如关节炎、软组织炎症等，其可局部、关节腔、硬膜外隙、骶管给药，2 ～ 5mg/ 次，3 天 / 次；口服，0.75 ～ 3mg/ 次，每天 2 ～ 4 次；小儿，0.1 ～ 0.25mg/（kg·d），分 3 ～ 4 次服用。

②醋酸泼尼松（Prednisone）为糖皮质激素中效制剂，具有较强的抗炎作用和糖代谢调节作用。主要用于治疗炎症性疼痛和免疫系统疾病，其可经局部、关节腔、硬膜外隙、骶管给药，但不能用于蛛网膜下隙注药，25 ～ 100mg/ 次，2 ～ 3 天 / 次。

③曲安奈德（Triamcinolone）又名去炎舒松、康宁克通 -A，为糖皮质激素超长效制剂。抗过敏和抗炎作用强而持久，作用可维持 2 ～ 3 周。其主要用于慢性疼痛的治疗，如类风湿性关节

炎、腱鞘炎、慢性腰腿痛等，其可经局部、关节腔、硬膜外隙、骶管给药，20 ～ 40mg/ 次，2 ～ 3 周 / 次。

④利美达松（Limethason）是地塞米松棕榈酸酯的脂质制剂，为地塞米松的缓释剂，在体内经酯酶缓慢释放出具有活性的地塞米松而起到持久的消炎作用。4mg 地塞米松棕榈酸酯相当于 2.5mg 地塞米松，由于剂量小，其不良反应较轻，适用于关节炎、腱鞘炎、肩周炎、急性腰扭伤等急性、慢性疼痛的治疗。用量 0.5 ～ 2ml，2 周 / 次。

⑤得宝松（Diprospan）是二丙酸倍他米松和倍他米松磷酸酯钠混合而成的水溶性注射剂，每毫升含二丙酸倍他米松 5mg 和倍他米松磷酸酯钠 2mg。得宝松具有抗炎、抗过敏和抗风湿的作用，可长时间维持疗效。其可用于治疗各种急性、慢性疼痛。关节腔注射，最大关节为 1 ～ 2ml，中等关节为 0.5 ～ 1ml，小关节为 0.25 ～ 0.5ml。不可静脉或皮下注射。

（7）局部麻醉药

局部麻醉药（local anesthetic）可短暂、可逆性阻滞外周、中枢神经系统和自主神经系统的神经冲动的产生和传导，对神经纤维和细胞无结构和功能的损伤，功能可以完全恢复。在疼痛治疗中局部麻醉药主要用于神经阻滞治疗。

局部麻醉药的基本结构包括亲脂的芳香族头部和疏水性烷基尾部，中间由一中间键连接，并将其分为酯类或酰胺类。酯类有普鲁卡因、2- 氯普鲁卡因、丁卡因和苯唑卡因，酰胺类有利多卡因、甲哌卡因、丙胺卡因、布比卡因、左旋布比卡因、依替卡因和罗哌卡因。酯类局部麻醉药在血浆中水解或被胆碱酯酶分解，酰胺类局部麻醉药在肝脏中被酰胺酶分解。局部麻醉药的作用效能与脂溶性有关，脂溶性越高，神经阻滞作用越强，效能越高。根据局部麻醉药作用效能和持续时间可将局部麻醉药分为：低效能短时效局部麻醉药，如普鲁卡因、氯普鲁卡因；中效能中时效局部麻醉药，如利多卡因；高效能长时效局部麻醉药，如布比卡因、丁卡因、罗哌卡因等。疼痛治疗中几种常用局部麻醉药镇痛的使用浓度和剂量见表12。

表 12 疼痛治疗中常用局部麻醉药镇痛的使用浓度和剂量

		利多卡因	丁卡因	布比卡因	罗哌卡因	氯普鲁卡因
使用浓度	鞘内	少用	少用	0.0625% ~ 0.25%	少用	少用
	硬膜外	0.5% ~ 0.8%	少用	0.125% ~ 0.25%	0.1% ~ 0.25%	2% ~ 3%
	外周	0.5% ~ 0.8%	少用	0.125% ~ 0.25%	0.15% ~ 0.25%	0.5% ~ 2%
持续时间 (min)		60 ~ 120	120 ~ 180	300 ~ 420	240 ~ 480	30 ~ 60
最大剂量 (mg)		400	75	150	200	1000

在局部麻醉药的使用过程中，要避免局部麻醉药的毒性反应，主要包括中枢神经系统和心血管系统的作用。中枢神经系统的毒性反应主要表现为眩晕、口唇麻木、耳鸣和视物模糊，有时可出现兴奋症状（如躁动、肌肉收缩或颤抖等），严重时可发生抽搐、呼吸抑制、心脏骤停。

（申　文）

手术与创伤后慢性疼痛的微创介入治疗

　　手术与创伤后慢性疼痛 (chronic post-surgical pain，CPSP) 于 1998 年首次提出，指由手术或创伤引起，持续时间超过 3 个月以上连续或间歇性疼痛，排除其他原因所导致的疼痛（如慢性感染或持续的恶性疾病，以及手术前持续疼痛），也称为手术后慢性疼痛综合征。流行病学调查发现，CPSP 发病率高达 10% ～ 50%，几乎所有部位手术后都有可能出现 CPSP，但以截肢术 (30% ～ 50%)、开胸手术 (30% ～ 50%)、乳房切除术 (8% ～ 30%)、子宫切除术 (17%)、腹股沟疝修补术 (30%) 等术后发病率较高。国外学者统计疼痛门诊就诊患者，发现 20% 是因手术后慢性疼痛就诊，根据手术类型的不同，CPSP 的发生率为 5% ～ 50%。另一项普通人群调查显示，25% 的受访者有手术史，其中 40% 存在 CPSP 且疼痛病程超过 3 年。由此可见，CPSP 是一种高发病率的术后并发症。手术与创伤后疼痛迁延不愈、残疾、经济压力、躯体、心理、社会等因素都可长时间威胁患者身心健康,带来沉重的社会负担。尽管目前对术后急性疼痛已有较全面的研究与较好的控制,但术后或创伤后的慢性疼痛却常被忽视或缺少有效的治疗方法,这种情况近几年虽有改善,但CPSP 的治疗依然是临床上棘手的问题,目前也缺乏相关国际指南与诊疗规范。

由于手术与创伤后慢性疼痛表现形式多种多样,且大多数具有神经病理性疼痛特点(如自发痛、痛觉过敏、痛觉超敏、其他感觉异常),部分患者还伴有焦虑、抑郁等情绪障碍,因而对CPSP 的治疗是一个长期、全方位、综合性、动态的过程,疼痛管理也应当贯穿于术前、术中、术后全过程,医护人员不仅要处理患者躯体疼痛、肢体功能障碍,还应关注患者情绪、睡眠质量的改善,帮助其恢复正常生活、工作与社交活动。围手术期积极有效地控制疼痛可以显著降低 CPSP 的发病率,而治疗则包括非侵入性与侵入性治疗方法。非侵入性治疗主要包括药物治疗、物理治疗、中医中药等方法,而侵入性治疗主要包括微创介入治疗(如神经阻滞疗法、射频技术、神经调控技术及鞘内药物输注系统植入技术)与手术。微创介入技术是治疗慢性顽固性疼痛的一类新技术,在 X 线、超声、CT 等影像及神经电生理监测、引导与定位下,可实现高度选择性、精确化、可视化的疼痛治疗,但应由经过疼痛专科培训的医生规范进行,以确保患者安全与疗效。

33. 神经阻滞治疗

神经阻滞治疗（nerve block）是手术与创伤后疼痛综合治疗方案中较常采用的方法，指将低浓度局部麻醉药或神经破坏药注射于（或用物理方法刺激）脑与脊神经根、干、丛或交感神经节，暂时（持久）阻断神经的传导功能治疗疼痛。治疗机制包括：

①阻断疼痛的传导通路：局部麻醉药与神经毁损药通过抑制神经细胞膜内外 Na^+、K^+ 流动或破坏神经，阻断神经冲动传导。

②阻断疼痛的恶性循环：伤害性刺激从末梢神经后根、脊髓后角、脊髓丘脑束、丘脑，向中央回传递产生疼痛感觉，又通过脊髓反射使传出神经（交感神经、运动神经）兴奋，引起病变部位周围血管收缩、肌肉紧张、局部组织缺血缺氧、代谢异常、致痛物质生成，加重疼痛，局部麻醉药与神经毁损药可阻断这一恶性循环。

③改善疼痛区域血液循环：通过阻断交感神经的传导使阻滞区域的血管扩张。

④抗炎作用：镇痛混合液中的糖皮质激素具有强大的抗炎作用。CPSP 最常见原因是手术或创伤引起神经与周围组织的损伤，如开胸与乳腺手术切口、切口撑开器导致肋间神经与皮下末梢神经损伤，行选择性神经根阻滞、肋间神经阻滞、椎旁神经阻滞可有效阻止伤害性信号传输到中枢，还可避免或减弱痛觉敏化，不仅有效改善术后慢性疼痛，还有助于损伤神经的定位诊断，在术

后疼痛管理中至关重要。神经阻滞的适应证极其广泛，可用于几乎全身各部位术后与创伤后慢性疼痛的治疗。禁忌证包括：精神疾病不合作者、全身或穿刺部位感染、出血倾向或正在抗凝治疗、局部麻醉药过敏，低血容量者不宜进行椎管内、腹腔神经节或交感神经节阻滞。

（1）神经阻滞疗法分类

按神经阻滞的解剖部位与神经类型可将神经阻滞分为颅神经阻滞、脊神经阻滞及自主神经阻滞（交感神经与副交感神经）。

①颅神经阻滞：如三叉神经阻滞、舌咽神经阻滞、蝶腭神经阻滞、面神经阻滞、迷走神经阻滞、副神经阻滞等。主要适用于头面部 CPSP 的治疗，如三叉神经痛、蝶腭神经痛等。

②脊神经阻滞：颈神经阻滞（枕大神经、枕小神经、颈神经根、颈丛神经、臂丛神经、桡神经、尺神经等）、胸神经阻滞（肋间神经、胸椎旁神经等）、腰骶神经阻滞（腰椎旁神经、坐骨神经、股神经、阴部神经等）、椎管内阻滞（硬膜外腔、蛛网膜下腔、骶管等）。主要适用于躯干、四肢部位 CPSP，如乳腺癌术后疼痛、残肢痛、幻肢痛、脊髓损伤后疼痛、臂丛神经撕脱伤后疼痛等。

③自主神经阻滞（交感神经与副交感神经）：星状神经节阻滞、胸交感神经节阻滞、腰交感神经节阻滞、腹腔神经丛阻滞、奇神经节阻滞等。主要适用于与交感神经或副交感神经相关 CPSP 的治疗，如胸科手术后疼痛、腰背部术后疼痛综合征、术

后盆腔痛、会阴痛等。

（2）临床应用

神经阻滞在 CPSP 的治疗中应用非常广泛并取得了良好疗效。大量文献证实，开胸术中行胸椎旁神经阻滞，既可降低术后慢性疼痛发生率，缓解术后慢性疼痛，且不增加患者风险。乳腺癌根治术后慢性疼痛定位模糊、多变、形式各异，采用低浓度长效局部麻醉药（如罗哌卡因、左旋布比卡因、布比卡因、脂质布比卡因）阻滞胸神经、肋间臂神经、第 3 ～第 6 肋间神经、胸长神经、胸椎旁神经，可显著改善患者疼痛评分及生活质量，降低CPSP 发生率，还可减少阿片类药物用量与不良反应。

腹股沟疝修补术后 CPSP 大多表现为腹股沟区疼痛，发生率为 6% ～ 63%，采用无张力疝修补术以来发生率已明显降低，但会引起新的术后疼痛综合征（11% ～ 30%）及其他并发症。临床治疗疝修补术后疼痛，首选外周神经阻滞（髂腹下神经、髂腹股沟神经、生殖股神经），可于耻骨棘外侧腹股沟韧带下软组织行浸润阻滞，若疗效欠佳则考虑脊神经根或硬膜外腔阻滞。通常采用 0.2% ～ 0.5% 利多卡因，若合并炎性疼痛可加入小剂量糖皮质激素减轻局部炎症反应。有文献报道，对髂腹股沟神经或生殖股神经进行冷冻阻滞，不仅可以改善疼痛评分，减少药物用量，还能提高患者生活质量。

另有报道，术后给予 0.5% 罗哌卡因于神经周围持续输注是治疗下肢截肢术后幻肢痛和幻肢感觉的有效方法。此外，腹腔神经丛阻滞能很好缓解腹腔术后中上腹痛及背部牵涉痛，对结肠、直肠术后慢性疼痛也有效，但与内脏神经传入纤维无关的疼痛（食管、胸壁、腹壁、腹膜、肠系膜根部、子宫颈部、膀胱等产生的疼痛）则效果不佳或无效。星状神经节阻滞适用于上肢幻肢痛、残肢痛，腰交感神经阻滞可用于术后泌尿系统、女性生殖器官或直肠来源的骨盆疼痛。

神经阻滞治疗 CPSP 的药物主要是局部麻醉药，根据致痛原因与机制也可加入小剂量肾上腺糖皮质激素抗炎，但维生素 B_{12} 用于神经阻滞缺乏证据。使用局部麻醉药与糖皮质激素应遵循用药原则，根据阻滞部位及患者病情合理选择药物种类、浓度及用量（利多卡因通常为 0.5%～1.5%，用量不超 400mg/ 次；罗哌卡因为 0.2%～0.5%，用量不超 200mg/ 次；布比卡因为 0.25%～0.5%，用量不超 150mg/ 次）。同时，高度重视局部麻醉药中枢神经系统与心血管系统的毒性反应，操作时反复回抽避免误入血管，也可加肾上腺素减缓局部麻醉药吸收（禁用于末梢部位及心血管疾病患者）。

值得注意的是神经阻滞适用于疼痛部位局限、神经支配确切的患者，对技术要求较高，风险较大，应由疼痛专科医生进行。目前，在神经刺激器、超声波、X 线、CT 等"可视化"技术引导下进行神经阻滞，提高了治疗的安全性及准确性，使深部阻滞成为可能，极大地提高了疗效，降低了治疗不良反应的发生率。

34. 射频热凝治疗

射频疗法（radiofrequency thermocoagulation）指频率在100MHz以下的高频射电电流所形成的电场内，各种离子和带电胶体颗粒发生振动，通过电极尖端使靶点组织内离子运动，产生热效应和非热效应，使组织内蛋白质凝固、水分丧失而萎缩，从而热凝毁损病变组织。在X线、超声或CT引导下的精确靶点射频神经毁损术是治疗CPSP的有效方法。射频热凝治疗CPSP快速有效，随着可视化技术的发展，在各种影像引导下定位更加准确，能更精准、快速、有效治疗。射频疗法适应证广泛，可用于各种术后或创伤后神经损伤、神经卡压引起的疼痛及术后慢性软组织疼痛、术后或创伤后关节疼痛等。禁忌证包括：活动性肺结核、各种原因的出血、心力衰竭、急性化脓性炎症、患者安置心脏起搏器等。

（1）射频疗法分类与特点

根据射频发生器电流产生方式分为脉冲射频（pulse radiofrequency，PRF）和连续射频（continuatinal radiofrequency，CRF）。脉冲射频是断续的、高强度的能量输出模式，静止期有利于散热，避免了温度急剧、持续升高，低于42℃的温度选择性作用于传递痛觉的C纤维、可逆性改变神经细胞功能而不产生永久性结构损伤。安全、无明显的神经炎性反应、短暂感觉消失、痛性过程及神经功能破坏，适用于外周混合性神经痛（如脊神经背根节、坐骨神经痛、神经根型颈椎病等）与神经功能紊乱相关疾病的治疗。连续射频是一种连续、低强度的输出模式，靶组织的电离子快速运动，摩擦产生 60 ~ 80℃ 的高温，使神经组织凝固、毁损、失去生物活性，破坏传导痛觉与温觉的 Aδ 和 C 纤维，而传导触觉的 Aα 和 β 纤维的功能得以保留，既缓解疼痛又保留局部触觉和运动功能，称为射频热凝毁损治疗（radiofrequency thermocoagulation lesion，RETL），常用于顽固性神经性疼痛的治疗。

（2）临床应用

射频热凝疗法在术后与创伤后慢性疼痛治疗中的应用日益广泛，某些颅内手术或创伤导致的头痛，可行蝶腭神经节射频毁损治疗。面部的手术与创伤（如脑神经、口腔、颌下腺、鼻窦等）累及三叉神经引起顽固性慢性疼痛，可行半月神经节射频毁损治疗。颈枕部手术和创伤引起颈枕部及眼眶后顽固性疼痛，可行颈 2 脊神经背根神经节射频治疗。枕骨下、耳后和下颌骨部位疼痛，可行颈 3 脊神经背根神经节射频治疗。胸壁、肋骨及胸膜损伤后疼痛，可行胸神经背根神经节射频治疗。涉及上肢慢性疼痛（如幻肢痛、残肢痛），可选择胸 2 脊神经背根神经节或星状神经节射频治疗。腰交感神经射频毁损术广泛用于治疗各种腰交感神经相关的术后疼痛综合征、交感神经萎缩症和血管痉挛性疾病，升结肠、乙状结肠、直肠、子宫、卵巢、输卵管等部位术后或创伤后出现内脏痛可采用腰交感神经射频毁损，骶部疼痛可选择性毁损骶神经。

射频热凝治疗时必须进行感觉功能（50Hz 刺激）与运动功能（2Hz 刺激）的测定，避免伤及运动神经及非靶目标组织。温度 41 ～ 45℃时出现神经传导阻滞，60℃时 Aα 和 C 纤维传导被阻滞，70 ～ 75℃时 C 纤维被破坏，但传导触觉的 Aα 和 Aβ 纤维的功能被保存，高于 85℃时则无选择性地破坏各种类型神经纤维。离电极尖端最近处神经热损伤最严重，一些轴突结构破裂和表现沃勒变性（wallerian degeneration）。射频热毁损范围与持续加热时间和温度呈线性关系，但达到一定水平后毁损范围即不再扩大。电极尖端温度 75℃时最大损伤发生在 40s 时，超过 60s 后损伤面积不再进一步增加。在调控性射频热凝治疗中毁损面积达到最大范围时，主张逐步提高加热的温度，到达预定温度后再持续 60s，长于 80s 的热凝不会提高毁损效果反而增加不良反应。Kleef 等发现 40℃的射频与 67℃的射频同样有效，温度在 45℃时电极尖端温度不超过 42℃，射频治疗后有镇痛效果但不影响神经功能。其机制可能是 42 ～ 44℃温度产生"可逆性损害"，可改变神经细胞功能，但不会引起结构上损伤，使用脉冲射频模式要求峰值电压不超过 45V，温度不超过 42℃。

35. 鞘内药物输注系统植入术

鞘内药物输注系统植入术（implantation of intrathecal infusion system，IDDS）是指将导管和药物输注泵 / 港分别置入患者椎管内和皮下，通过药物输注系统将药物输注到患者椎管内，作用于脊髓相应位点，阻断疼痛等信号的传递，从而达到控制疼痛目的。IDDS 是国际医学界公认的一种较先进的治疗各类顽固性疼痛方法。除用于癌性疼痛外，早在 30 多年前欧美发达国家就已应用在术后及创伤后慢性疼痛治疗上，2003 年首都医科大学附属北京宣武医院功能神经外科率先在国内开展了 IDDS 治疗慢性顽固性疼痛，其后该项技术在国内逐渐得到了普及。镇痛原理是吗啡或局部麻醉药持续泵入蛛网膜下腔，并随脑脊液弥散，与脊髓后角和脑组织中阿片受体结合，在不影响运动功能和交感反射下起到良好的镇痛效果。

IDDS 适应证应根据患者疼痛病因、性质、程度，以及既往药物治疗反应进行全面评估，适用于各类诊断明确的癌痛和非癌痛患者（如神经性、伤害性或混合型疼痛），但恶性肿瘤或非肿瘤疼痛患者的选择标准不同。非癌性疼痛包括与手术及创伤相关的腰背部术后疼痛综合征、幻肢痛／残肢痛、复杂区域疼痛综合征、中枢痛（如神经根病、周围缺血性疼痛、肌肉强直痉挛等）。

IDDS 禁忌证包括感染、凝血功能障碍、肿瘤导致脑脊液中断、精神状态稳定等。该技术主要的不良反应及并发症为导管尖端肉芽肿、植入泵移位、感染、头痛、蛛网膜炎等，但手术并发症发生率极低。

（1）鞘内药物输注系统分类与特点

目前 IDDS 主要有两种方式，即输注港式鞘内药物输注系统（或称半植入式）与全植入式鞘内药物输注系统。前者是在 CT

或 C 型臂 X 光机等影像设备引导下经皮肤穿刺，将特制导管置入患者蛛网膜下腔内，导管另一端连接储药盒，将药盒包埋于患者腹壁或臀部等部位皮下组织中，并连接体外镇痛泵，通过调节体外 PCA 参数控制止痛药物进入蛛网膜下腔的输注速度，维持平稳而持续的镇痛作用。后者是直接将可编程镇痛泵植入患者皮下组织，经皮下隧道将导管与泵连接，调节植入泵的电脑系统可将镇痛药经导管持续匀速地输入蛛网膜下腔。IDDS 治疗有以下优点：

①镇痛起效快、效果确切：与其他途径给药相比，使用植入性药物输注系统附加综合性药物管理（comprehensive medical management，CMM），难治性慢性疼痛患者的疼痛评分和药物毒性评分均明显下降，效果更好。

②镇痛药用量小，不良反应少：鞘内注射的吗啡直接作用于脊髓与大脑内啡肽受体，故仅需口服剂量的 1/300，可显著减少阿片类药物的不良反应。

③程控功能，可适时、动态、便捷、个体化调控：根据患者全面的疼痛评估情况给予不同的输注模式，达到以最小的药量获得最大的疼痛缓解效果。

④长期使用患者舒适度更高：患者可以减少或避免必须每天按时、多次服用大量止痛药物的痛苦。但值得注意的是，不管哪种方式，每间隔一定时间就需要更换药盒中的药物，间隔时间视患者个体用量而定，全植入式 IDDS 通常 2 ～ 3 个月换药一次，

而半植入式换药的间隔时间则较短。

（2）临床应用

由于阿片类药物可能产生的耐药性及心理依赖性，在手术与创伤后慢性疼痛患者的应用具有一定争议。但近十年的研究发现，无药物成瘾史患者 IDDS 治疗时阿片类药物依赖性发生率极低。有文献报道，术后慢性疼痛人群中有 18.3% 患者疼痛程度达到中至重度，而这部分患者即便使用大剂量阿片类药物疼痛也未能很好控制，且还伴有严重的不良反应，生活质量明显下降，而 IDDS 应用于 CPSP 不仅能产生良好的镇痛作用，还能明显减少阿片类药物的用量与不良反应。Paice 等回顾了 IDDS 治疗慢性顽固性疼痛患者的多中心研究，90% 患者疼痛减轻，其中 67% 为难治性慢性疼痛，获得较持久缓解率的患者达 60%，有 21.6% 的患者出现了恶心、呕吐等药物不良反应，给予对症治疗均能缓解，没有因无法耐受不良反应而中断治疗的患者，故肯定了 IDDS 在术后慢性疼痛治疗的应用价值。Duse 等报道了 30 例年龄大于 64 岁、经药物等保守治疗 30 个月以上的慢性疼痛患者（IDDS 前逐渐停用阿片类药物），于硬膜外腔吗啡测试成功 3 周后行全植入式 IDDS。随访 24 个月发现，患者麦吉尔疼痛问卷调查得分改善为 66%，疼痛评分减轻为 55%。因此，对 CPSP 患者来说，IDDS 无疑是一个好的治疗选择，但临床上对于非癌性疼痛患者采用 IDDS 需注意以下问题：

①慎重选择患者，掌握好适应证与禁忌证。IDDS 植入术前，

专科医生需要全面评估患者病情，同时充分告知患者 IDDS 植入风险、有效性和潜在并发症，以利于医患双方权衡利弊，尤其是慢性非癌性疼痛患者。

② IDDS 治疗前需进行筛选试验，采用硬膜外腔或单次蛛网膜下腔测试最为常见（回顾性研究中报道为 35.3% 和 33.7%），其次为持续鞘内给药模式，但因可能导致脑脊液漏，中枢感染等问题，临床上较少采用。硬膜外腔给药模式相对创伤小、给药剂量较鞘内给药模式大（约 10 倍），可更好地观察不良反应，但临床发现单次硬膜外腔测试无效患者。

③注意药物的选择和剂量的调整：初始剂量应以患者 20% 筛选试验剂量为基础，每次调整 10% ～ 20%；药物选择，一般选用单药。尽管现在已有很多的药物被用来治疗伤害性疼痛和神经病理性疼痛，但目前 FDA 批准可经鞘内给药的止痛药只有吗啡与齐考诺肽。2016 年多学科疼痛专家共识会议（Polyanalgesic Consensus Conference，PACC）推荐非癌性局灶性疼痛鞘内用药，一线 A 类为齐考诺肽、吗啡，一线 B 类为芬太尼、芬太尼＋布比卡因；非癌性弥漫性疼痛鞘内用药，一线 A 类为吗啡、齐考诺肽，一线 B 类为氢吗啡酮、吗啡或氢吗啡酮＋布比卡因（表 13、表 14）。吗啡及布比卡因推荐为一线治疗复合药物是基于大量的临床应用和明确的安全性，这些药物协同能更好地控制疼痛。

表 13　2016 年 PACC 非癌性局灶性疼痛药物推荐

分类	药物
一线 A 类	齐考诺肽、吗啡
一线 B 类	芬太尼、芬太尼 + 布比卡因
二线	芬太尼 + 可乐定、氢吗啡酮或吗啡 + 布比卡因、芬太尼 + 布比卡因 + 可乐定、布比卡因
三线	芬太尼 + 齐考诺肽 + 布比卡因、吗啡或氢吗啡酮 + 可乐定、齐考诺肽 + 可乐定或布比卡因或两者、布比卡因 + 可乐定
四线	舒芬太尼 + 布比卡因或可乐定、巴氯芬、布比卡因 + 可乐定 + 齐考诺肽
五线	舒芬太尼 + 布比卡因 + 可乐定、舒芬太尼 + 齐考诺肽

表 14　2016 年 PACC 非癌性弥漫性疼痛药物推荐

分类	药物
一线 A 类	吗啡、齐考诺肽
一线 B 类	氢吗啡酮、吗啡或氢吗啡酮 + 布比卡因
三线	氢吗啡酮或吗啡 + 可乐定、芬太尼 + 布比卡因、齐考诺肽 + 吗啡或氢吗啡酮
四线	氢吗啡酮或舒芬太尼 + 布比卡因 + 可乐定、芬太尼 + 齐考诺肽、舒芬太尼 + 布比卡因或可乐定、齐考诺肽 + 可乐定或布比卡因或两者
五线	芬太尼或舒芬太尼 + 布比卡因 + 可乐定、舒芬太尼 + 齐考诺肽、巴氯芬
六线	阿片类 + 齐考诺肽 + 布比卡因或可乐定

注：阿片类包括所有已知的鞘内阿片类药物。

36. 神经电刺激治疗

　　脊髓电刺激（spinal cord stimulation，SCS）是将脊髓刺激器电极植入硬膜外后腔，通过给予电流刺激脊髓后柱传导束和后角感觉神经元，达到治疗疼痛或其他疾病的目的。外周神经电刺激（peripheral nerve stimulation，PNS）是将电极植于周围神经附近，刺激器发出的电流直接刺激周围神经，抑制疼痛，脊髓或外周电刺激是治疗交感神经介导的慢性疼痛综合征和外周单一神经病变引起的顽固性疼痛的重要方法。自 1967 年 Shealy 等首次报道 SCS 治疗顽固性慢性疼痛以来，全球范围内每年有超过 5 万例患者接受脊髓或外周电刺激治疗。虽然 SCS 或 PNS 最初主要用于慢性顽固性神经源性疼痛（该领域的一项重要技术），但目前也越来越多的用于各类 CPSP 患者的治疗，因价格较为昂贵，故在国内使用受到一定限制。

SCS 治疗机制，虽然 SCS 治疗 CPSP 有效并具有较大潜力，但目前其镇痛机制仍不明确，经典的疼痛"闸门控制学说"是目前较公认的机制。SCS 能广泛抑制脊髓背角神经元的过度兴奋、易化抑制性神经递质（如 GABA）的释放及抑制兴奋性神经递质（如谷氨酸和天冬氨酸等）的释放。主要参与系统：

① γ - 氨基丁酸（gamma-aminobutyric acid，GABA）系统：SCS 诱导抑制性氨基酸 GABA 在脊髓背角释放，随后降低兴奋性氨基酸谷氨酸浓度，使脊髓背角广动力域神经元高兴奋状态解除，GABAB 受体的激活在一定程度上影响了谷氨酸的释放。为了进一步证实 SCS 镇痛机制中 GABA 系统所发挥的作用，StillerCO 等人通过对 SCS 治疗不敏感的神经病理性疼痛模型在鞘内注射 baclofen（GABAB 受体兴奋剂）后，SCS 治疗由不敏感转为敏感，研究者发现在鞘内给予 GABA 受体拮抗剂可以中和这一作用，再次肯定了 GABA 系统在 SCS 治疗神经病理性疼

痛中的作用。

②胆碱能递质系统：SCS 治疗无效的神经病理性疼痛模型，鞘内给予治疗剂量的可乐定能显著增加脑脊液内乙酰胆碱浓度，改善 SCS 治疗敏感性，同样在给予胆碱酯酶抑制剂后能够削弱镇痛作用。进一步研究发现，SCS 增加脊髓背角内乙酰胆碱浓度依赖于毒蕈碱 M_4 受体的激活，主要是通过激活毒蕈碱受体影响下游神经活性物质产生镇痛作用。Song Z 等人在鞘内注射非治疗剂量的毒蕈碱受体兴奋剂后发现，SCS 治疗敏感性显著改善。

③脑干下行抑制系统抑制通路的镇痛作用：BarchiniJ 等人在大鼠胸、颈段水平分别进行 SCS 治疗，发现对于脊髓背柱神经纤维完整的大鼠，在胸、颈两个部位给予刺激均可以减轻神经病理性疼痛；对于双侧脊髓背柱神经纤维损伤的大鼠，这种镇痛作用受到抑制。同时，对镇痛效果进行定量评估发现，对脊髓背柱神经纤维进行阻断可降低高达 50% 的镇痛效应。这些研究充分肯定了脑干下行抑制系统在传统 SCS 镇痛过程中的重要性，进一步完善了疼痛传导过程。外周神经电刺激的作用机制与脊髓电刺激治疗有类似之处，通过刺激外周神经中 A 纤维和 C 纤维，产生类似"闸门控制"的效应。

需要严格评估患者综合情况才能选择神经刺激治疗。SCS 适应证：CPSP（术后顽固性腰腿痛、残肢痛、幻肢痛和脊髓损伤后疼痛、臂丛神经撕脱伤后和腰丛神经撕脱伤后疼痛等）、复杂性局部疼痛综合征、交感神经功能失调和周围血管性病变引起的顽固性疼痛、蛛网膜炎和周围神经性疼痛、带状疱疹后神经痛、癌性疼痛等。

PNS 适应证：通常应用于局限在单支神经分布区域的神经源性疼痛，包括外伤或手术后神经病理性疼痛、偏头痛、枕大神经痛、丛集性头痛、复杂性局灶疼痛综合征、疝气后腹股沟疼痛、尾骨痛等。

禁忌证：严重生命脏器功能不全、外科手术高风险；凝血障碍性血液病；严重的全身感染，脓毒血症或急性感染；中枢神经系统或手术操作部位有感染；拟手术部位（如硬膜外腔）有病变影响电极放置；正在使用按需型心脏起搏器；患者无法操作本系统或在刺激测试的过程中无法得到有效的疼痛缓解。

主要不良反应有电极和刺激器故障与移位，手术部位感染等。由于有高品质的设备、严格的手术程序，不良反应发生率较低，大多数报道在 5% 以下。刺激器电池有可从体外充电和不可充电两种，但均有一定使用年限，视患者使用情况而定，一般为 5 ~ 10 年。过低的电池电量可能影响治疗效果，当患者感觉到治疗效果在减弱时，就需要检查并重新更换刺激器。

（1）神经电刺激分类与特点

神经电刺激的种类较多，但各有其适应范围与作用特点。

①外周神经刺激：PNS 是一种安全并有效治疗慢性疼痛的方法，它的出现使术后慢性疼痛的治疗得到突破性的进展。主要用于术后顽固性疼痛及神经系统疾病（如痉挛、帕金森病震颤或

癫痫、顽固性头痛）治疗。技术难度不高，易于开展，但价格昂贵，不易被患者接受。

②脊髓电刺激包括传统型电刺激、高频脊髓电刺激（high frequency spinal cord stimulation，HFSCS）、爆发式电刺激（burst-stimulation）等。

传统型电刺激：传统型 SCS 通常采用低频率（40～60Hz），300～600μs 脉宽及刺激强度（电流）为 4～9mA 的脉冲，刺激产生异常感觉（通常为酥麻感）来替代疼痛。治疗的有效性与安全性突出，能持续改善患者生活质量。虽然传统型 SCS 能较好缓解疼痛，但同时也具有自身的局限性，即需要异常感觉区域与疼痛区域较好重合才能发挥良好镇痛作用。

高频脊髓电刺激：通过高频率（1～10kHz，常用为 10kHz），30μs 脉宽及刺激强度为 1～5mA 的脉冲，刺激脊髓硬膜外腔治疗疼痛。相较于传统型 SCS，HFSCS 不会产生异常感觉，也无须在术中反复进行区域重叠测试，其电极移位等并发症也相应较少，患者治疗反应率、反应程度、满意度及异常感觉降低等多个方面均表现出明显优势。

爆发式电刺激：通常采用 40Hz，即 5 个单峰频率会出现 500Hz 的成串刺激，脉宽和单峰间距均为 1ms，每秒刺激 40 次（串）。相较于传统 SCS，其优势表现在无异常感觉，短间隔高频率；与 HFSCS 相比，其成串刺激所累积的电荷在刺激后 5ms 回到基础值，而 HFSCS 单个刺激后即刻回到基础值。有研究表

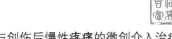

明，爆发式刺激不仅能改善未经治疗的难治性慢性腰背四肢疼痛，改善疼痛情绪传导通路，转移其对疼痛的注意力，提升生活质量，还能让部分经传统 SCS 治疗未获得良好控制的患者获得更好的疼痛管理。

③其他电刺激：深部脑刺激（deep brain stimulation，DBS）是通过立体定向方法，根据 MRI 图像精确定位治疗靶点，将电极埋植于脑深部运动神经核团，通过植入于胸前的刺激器发生高频电脉冲刺激，使相应神经核团产生一系列生化和物理效应，达到有效镇痛目的。DBS 治疗疼痛有近 40 年的历史，是目前治疗疼痛的先进技术。与传统的丘脑毁损术和苍白球毁损术相比，DBS 技术相对简单，治疗效果持久，对脑组织几乎无不良损伤，没有永久的不良反应，但价格昂贵，临床应用受到限制。此外，还有运动皮质刺激（motor codex stimulation，MCS），经皮神经电刺激（transcutaneous electrical nerve stimulation，TENS）等神经刺激技术对治疗 CPSP 均有一定疗效。

（2）临床应用

1975 年，Wall 采用针式电极刺激眶下神经，论证了刺激外周神经可造成痛觉缺失。PNS 有效应用在代谢性疾病、周围神经损伤和坐骨神经痛等慢性疼痛的治疗上，特别是对正中神经、尺神经、桡神经、腓总神经和胫后神经损伤引起的疼痛治疗效果好。PNS 对神经源性疼痛比伤害性疼痛更为敏感，治疗颅面神经痛是一种安全有效的方法。目前在 CPSP 中的应用主要针对术后或创伤后单一外周神经病变，且对诊断性局部神经阻滞和刺激试验有反应者，如术后出现的枕部头痛、眶上神经痛、腹股沟痛等。有文献报道该治疗方式对残肢痛也有一定效果。骶神经刺激术（sacral nerve stimulation，SNS）是临床治疗 CPSP 常用的一种神经调控方法。1987 年 Hellstrom 等首次报道植入电极刺激 S1 神经成功治疗慢性盆腔综合征的病例。目前比较常用的方法是从骶孔植入多触点电极刺激相应的骶神经，刺激 S1、S2 神经根常会导致同侧下肢肌肉痉挛甚至抽搐，刺激 S4 神经可能导致作用范围覆盖不全，而刺激 S3 神经不良反应最小，同时可提供最大的传入神经刺激，因此 SNS 通常选择刺激 S3 神经。电极植入后对 SNS 效果的测试和评估时间在数天至数周不等，测试通过的标准为症状缓解 > 50%。应用 SNS 时，CPSP 患者的功能改善与疼痛缓解并非平行，这可能与二者所需的刺激频率有关：低频（14Hz）刺激有利于慢传输型便秘患者的功能改善，而缓解疼痛所采用的刺激频率在 40 ～ 120Hz。此外，有文献报道 SNS 对痔术后疼痛、慢性会阴区疼痛患者疗效确切，实用性强，更适合于术后中、重度疼痛。

SCS 手术通常分两步进行：第一步在患者椎管内硬膜外腔安放电极，进行体外测试 1 周，评估疗效，疼痛降低 50% 以上且患者同意植入电刺激器方进行第二步手术，即刺激器体内植入术。SCS 广泛应用于 CPSP 患者的治疗，如腰背部术后疼痛综合征（failed back surgery syndrome，FBSS）多中心 RCT 已经明确证实了 SCS 对 FBSS 具有良好疗效。Grider 等基于 2 个高质量的 RCT 和 1 个中等质量的 RCT 研究，认为 SCS 对于 FBSS 推荐级别为 I 或 II。

SCS 在手术或创伤引起的复杂性区域性疼痛综合征（Complexed regional pain syndrome，CRPS）也广泛应用并取得良好疗效。近期的一项持续 12 年的队列研究观察了 84 例接受 SCS 治疗的 I 型 CRPS 患者，结果显示，41% 的患者在治疗第 11 年仍获得较好的疼痛缓解疗效（疼痛评分降低幅度 ≥ 30%），在第 12 年仍有 63% 的患者坚持使用 SCS 控制疼痛。SCS 还能缓解截肢后的残肢痛或幻肢痛。早在 30 年前，Nielsen 等人就已经将 SCS 应用于幻肢痛患者；Krainick 等采用 SCS 治疗 64 例截肢术后疼痛患者，56% 的患者疼痛缓解明显，随访 5 年仍有 23% 的患者疼痛缓解率在 50% ～ 100%。此外，有文献报道了截肢后幻肢痛患者，对药物、手术、心理等常规治疗均无效，最终选择进行 SCS 的治疗后，结果发现不仅阿片类药物用量减少、疼痛评分降低，同时外周血流量有改善，皮肤溃疡愈合更快，明显提高了患者生活质量。某些情况下，减轻幻肢痛的同时还可减缓残肢痛的恶化。除外周神经性疼痛，SCS 还可用于缓解中枢神经系统损伤后疼痛（如脊髓损伤后顽固性疼痛、丘脑卒中后疼痛），具有创伤小，围术期风险低，疗效较好的优势。高频和爆发式等无异常感觉的新型电刺激模式的发展，势必会进一步推动 SCS 在术后和创伤后慢性疼痛中的应用。

中国医学临床百家

参考文献

1. Rchardson C, Glenn S, Horgan M, et al. A prospective study of factors associated with the presence of phantom limb pain six months after major lower 1imb amputation in patients with peripheral Vascular disease. J Pain, 2007, 8（10）：793-801.

2. Macrae W A. Chronic pain, after sternotomy.Acta AnaesthesiolScand, 2001, 45（8）：927-928.

3. Kalliomäki M L, Meyerson J, Gunnarsson U, et al. Long-term pain aRer inguinal hernia repair in a population-based cohort：risk factors and interference with daily actiVities. Eur J Pain, 2008, 12（2）：214-225.

4. Macrae W A. Chronic pain after surgery.Br J Anaesth, 2001, 87（1）：88-98.

5. Jogon C R, Terence M M. Chronic pain, see Ronald D Miller.Anesthesia, 2000, 2：2351-2376.

6. 倪家骧. 微创介入镇痛术治疗慢性疼痛. 中国全科医学, 2006,（12）：963-965.

7. Shanthanna H, Chan P, McChesney J, et a1. Assessing the effectiveness of 'pulse radiofrequency treatment of dorsal root ganglion' in patients with chronic lumbar radicalar pain：study protocol for arandomized control trial. Trials, 2012, 13：52.

8. Atli A, Theodore B R, Tulk D C, el a1. Intratheal opioid therapyfor chronic nonmalignant pain：a retrospective cohort study with 3-year follow-up. Pain Med, 2010, 11（7）：1010-1016.

9. Ver Donck A, Vranken J H, Puylaert M, et a1. Intrathecal drug administration

in chronic pain syndromes. Pain Pract, 2014, 14 (5): 461-476.

10. Bolash R, Mekhail N. Intrathecal pain pumps: indications, patient selection, techniques, and outcomes. Neurosurg Clin N Am, 2014, 25 (4): 735-742.

11. Song Z, Ansah O B, Meyerson B A, et al. Exploration of supraspinal mechanisms in effects of spinal cord stimulation: role of the locus coeruleus. Neuroscience, 2013, 253: 426-434.

12. Barchini J, Tchachaghian S, Shamaa F, et al. Spinal segmental and supraspinal mechanisms underlying the pain-relieving effects of spinal cord stimulation: an experimental study in a rat model of neuropathy. Neuroscience, 2012, 215: 196-208.

13. Schechtmann G, Song Z, Ultenius C, et al. Cholinergic mechanisms involved in the pain relieving effect of spinal cord stimulation in a model of neuropathy. Pain, 2008, 139 (1): 136-145.

14. Ultenius C, Song Z, Lin P, et al. Spinal GABAergic mechanisms in the effects of spinal cord stimulation in a rodent model of neuropathic pain: is GABA synthesis involved. Neuromodulation, 2013, 16 (2): 114-120.

15. Kapural L, Yu C, Doust M W, et al. Comparison of 10-kHz high-frequency and traditional low-frequency spinal cord stimulation for the treatment of chronic back and leg pain: 24-month results from a multicenter, fandomized, controlled pivotal trial. Neurosurgery, 2016, 79 (5): 667-677.

16. De Ridder D, Plazier M, Kamerling N, et al. Burst spinal cord stimulation

for limb and back pain. World Neurosurg, 2013, 80 (5) : 642-649.

17. Grider J S, Manchikanti L, Carayannopoulos A, et al . Effectiveness of spinal cord stimulation in chronic spinal pain: asystematic review. Pain Physician, 2016, 19 (1) : E33-54.

18. Geurts J W, Smits H, Kemler M A, et al. Spinal cord stimulation for complex regional pain syndrome type I: a prospective cohort study with long-term follow-up. Neuromodulation, 2013, 16 (6) : 523-529

19. Smits H, van Kleef M, Holsheimer J, et al. Experimental spinal cord stimulation and neuropathic pain: mechanism of action, technical aspects, and effectiveness. Pain Pract, 2013, 13 (2) : 154-168

20. Krainick J U, Thoden U, Riechert T. Pain reduction in amputees by longer-term spinal cord stimulation.Long-term follow-up study over 5 years. J Neurosurg, 1980, 52 (3) : 346-350.

21. 刘延青, 崔健君. 实用疼痛学 . 北京: 人民卫生出版社, 2013.

22. 卢振和, 高崇荣. 射频技术在疼痛治疗中的应用 . 实用疼痛学杂志, 2005, (02) : 105-110.

23. Parker J, Buga S, Sarria J E, et al . Advancements in the management of urologic chronic pelvic pain: what is new and what do we know.CurrUrolRep, 2010, 11 (4) : 286-291 .

24. Yang C C.Neuromodulation in male chronic pelvic pain syndrome: rationale and practice. World J Urol, 2013, 31 (4) : 767-772.

25. Deer T R, Pope J E, Hayek S M, et al.The Polyanalgesic Consensus

Conference（PACC）：Recommendations for intrathecal drug delivery：guidance for improving safety and mitigating risks.Neuromodulation，2017，20（2）：155-176.

（左　蕾　杨晓秋）

手术与创伤后慢性疼痛的其他治疗

37. 手术与创伤后慢性疼痛的康复治疗

（1）物理治疗

物理治疗是指利用冷热能、超声波、电能、激光、神经刺激等方式作用于人体，达到治疗和缓解疼痛的目的。物理治疗是疼痛治疗方式中一种无创性治疗方式，常用于缓解创伤后慢性疼痛，物理治疗可松解肌肉、肌腱的过度紧张，改善局部血液循环，调节免疫和内分泌系统，平衡神经和机体功能。

①热疗：通过热能的传导作用于患处，从而达到疼痛治疗的作用。利用热能的物理特性可在局部产生生理反应：扩张局部血管，增加血流量和血管的通透性，减轻局部缺血；肌肉松解，热能可以促进局部肌肉、肌腱、瘢痕组织等软化和松解，减少痉挛的发生；加速代谢产物的排出，热能可导致毛孔扩张、出汗和血流量的增加，从而加快代谢产物的排出；加快水肿和局部血肿的

吸收；增加局部组织的延展性，减少关节僵硬。热疗的常用治疗方式，包括局部热敷、蒸汽加热、循环温水浴、石蜡疗法、射频治疗、微波治疗、超声波治疗等。

②光疗：通过光波将能量传递到局部组织，实现局部热、光化学刺激性改变而产生镇痛作用。光疗的作用机制：局部热作用，促进局部血管扩张，加速血液循环，增加组织营养，促进代谢产物的吸收，减少局部血肿和水肿；降低神经兴奋性，增强神经细胞膜稳定性，提高疼痛阈值，增强疼痛刺激的传导抑制，激活疼痛下行抑制系统；消炎作用，促进局部白细胞浸润，激活吞噬作用，降低局部炎症介质；促进局部肌肉松弛，解除痉挛。光疗常用的治疗方式，包括可见光治疗、激光治疗（如氦氖激光、二氧化碳激光、氮激光等）、红外线治疗、紫外线治疗等。

③电疗：通过不同模式的电能作用于人体，产生不同的理化过程和生理反应而治疗疼痛的手段。电疗的作用机制：降低感觉神经敏感性，提高疼痛阈值，抑制或兴奋中枢神经和交感神经，通过神经反射改善相应组织和脏器功能；扩张血管，促进血液和淋巴循环，提高新陈代谢；增强吞噬作用，对抗炎症；减少神经肌肉组织紧张度，解除痉挛，调节神经和肌肉张力。电疗常用的治疗方式，包括直流电疗、低频低压脉冲治疗（如感应电流治疗、间动电流治疗）、高频电和超高频电疗法、短波微波疗法等。

④冲击波治疗：一种特殊形式的声波，它通过声震波和机械

波将能量作用于局部组织而产生镇痛作用。冲击波的作用机制：组织松解，通过在组织不同界面产生的机械效应的不同，产生组织间的拉应力和压应力，从而松解局部肌肉纤维、肌腱、韧带等组织；促进炎症吸收，引起细胞周围自由基改变，促进抑痛物质释放，增加细胞摄氧；降低神经兴奋性，提高疼痛阈值，降低神经传导速度；加速局部血液循环，扩张血管，加快局部代谢。根据体外冲击波的波源不同，可以分为 4 种常见的治疗仪，即液电式、压电式、电磁式和气压弹道式。

⑤针灸治疗：镇痛机制尚不明确，有相关报道，针灸可以通过激活许多神经递质（如阿片肽、去甲肾上腺素、血清素和腺苷来等）抑制疼痛，可能激活内源性疼痛抑制途径。许多研究表明，针灸刺激后疼痛阈值增加，说明针灸镇痛是通过高度特异性的神经和化学机制所介导的。

（2）运动治疗

通过以主动肌力、耐力、渐进抗阻力运动和短暂最大收缩练习等方式，达到局部创伤后的功能恢复和疼痛治疗作用。运动治疗包括相应的健身计划，如分级力量训练、心血管锻炼、灵活性锻炼和平衡性训练。运动治疗对创伤后慢性疼痛的治疗机制包括改善血液循环、肌肉松解、增强肌力等。但对于术后慢性疼痛运动治疗的作用效果的报道并不一致，有研究报道，对于腰部手术后疼痛，在 3 个月的运动治疗中是否使用过度伸展运动与疼痛缓解无关。一项椎板切除术后疼痛的治疗试验发现，8 周的低强度

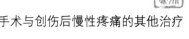
运动（如脊柱稳定性训练）或高强度运动（如心血管和等速运动训练）对照组相比，能有效减少导致疼痛相关残疾的发生。

38. 手术与创伤后慢性疼痛的心理治疗

心理治疗是疼痛多模式治疗的重要组成部分，疼痛和心理的关系密切，疼痛在一定程度上会引起患者不愉快的情感感受，急性疼痛容易造成恐惧、无助、愤怒等，慢性疼痛会导致抑郁、焦虑、失落等不良情绪，反之，消极的心理状态也会加重患者的疼痛体验。对于手术和创伤所致的慢性疼痛患者而言，疼痛的治疗可能是一个长期的过程，因此在此过程中对患者进行合理的心理治疗，以缓解患者的不良情绪和提高疼痛治疗效果尤为重要。常用的心理治疗方式可分为四大类：操作行为疗法、认知行为疗法、正念疗法、接纳和承诺疗法。

（1）认知行为学疗法

认知行为学疗法是目前应用最为普遍和最有影响力的心理治疗方式，包括认知和行为两个方面，其理论基础认为患者如何认识、怀有怎样的信仰、期望和应对问题的能力，在很大程度上可以决定患者的感觉和行为。该治疗重视患者的思想、情感、信念及行为的本质和变化，通过医患之间的相互信任协作来解决问题。在疼痛治疗中，认知是使患者对疼痛产生正确的认识，改变患者对疼痛的消极想法，而行为则是指让患者通过学习，获得抑制、消退、改变和替代原有的不良行为，使患者感受到自身具有控制疼痛的能力。因此，认知行为学的目的在于使患者改变信仰、期望和对疼痛的应对力。在治疗中，医师可帮助患者纠正不良认识，改变患者及家属对疼痛的错误态度，纠正极端的消极的信念或原则，鼓励患者积极的自我对话，记录下每天发现的优点，同时针对自己的消极思想提出积极的解决办法。同时，医师引导患者对日常易于引发疼痛的生活方式进行改变，指导患者如何进行注意力的分散、想象，鼓励患者参与活动，帮助患者建立合理的活动改善计划等。

（2）催眠疗法

催眠疗法在心理治疗中是一种应用历史悠久的治疗方式，在疼痛治疗中，对于被成功催眠的患者来说，催眠治疗能很大程度上使患者从疼痛及伴随的痛苦中解脱出来，从而减轻他们的疼痛感受。在分娩疼痛、术后疼痛、神经性疼痛、头痛、癌性疼痛等急性、慢性疼痛治疗中，催眠治疗均可增加患者的舒适感，减少疼痛和伴随的焦虑、恐惧等不良情感体验。催眠疗法是利用患者进入催眠状态后激发他们将痛苦从意识中分离的能力，同时对患者施加治疗性暗示，控制他们的恐惧、痛苦思想和行为从而缓解疼痛。通常在成功接受催眠治疗后，患者会感受到轻松、愉悦、精力充沛。

（3）放松疗法

放松疗法主要是指通过自身训练和调整，使自己肌肉松弛，身心放松的一种治疗方式，肌肉松弛有助于缓解疼痛反应，消除紧张和焦虑情绪。此外，放松疗法还有助于降低交感神经的张力，从而缓解交感紧张性疼痛。放松疗法的方式多样，可通过指导患者先松弛一组肌肉，然后再逐渐完成全身放松，反复进行训练，让患者掌握自我引导放松状态的方式，从而通过放松行为来自我控制疼痛。放松疗法的方式包括按摩、深呼吸、闭眼休息、打哈欠、叹息、听音乐、瑜伽等。通过规律的放松治疗，患者不但能自己随意改变自身肌肉松弛程度，还能改变自主神经活动状态。

（4）安慰剂疗法

安慰剂疗法是疼痛治疗的常用治疗方式，在临床中对于一些频繁爆发性疼痛患者，在给予多次解救镇痛药物治疗后若疗效不佳，不久后患者再次报告疼痛时，给予安慰剂注射治疗，往往患者也会反映疼痛明显缓解。安慰剂疗法的本质是通过患者的信念产生治疗效果，其治疗效果又取决于患者的期望。安慰剂效应是指由安慰剂产生的缓解疾病症状的心理效应，其效应的强弱与患者个体差异和其所接触到的信息等多种因素相关。一般来说，当患者对医生和治疗药物的疗效越信任时，这种安慰效应会越好。

（5）暗示疗法

暗示疗法在疼痛治疗中有着积极的作用，在临床多个场合都可利用积极的暗示来消除或减轻患者疼痛。暗示疗法是指在患者不自觉的情况之下受到其他人的语言和行为等的影响，从而产生积极的心理变化。在暗示治疗中，医师可以通过语言、姿势、表情、行动及环境的衬托，使患者不经过逻辑判断而直接接受暗示者的意见和观点，从而达到症状消除的效果。暗示疗法的成功与否和临床医护人员的权威性、知识及治疗能力等多方面相关，医护人员可通过与患者构建信任和树立权威来实施暗示治疗。此外，暗示疗法还可与安慰剂相结合来取得更好的治疗效果。

参考文献

1. Akyuz G，Kenis O. Physical therapy modalities and rehabilitation techniques in the management of neuropathic pain. Am J Phys Med Rehabil，2014，93（3）：253-259.

2. 孙泉，李云. 手外伤术后康复治疗进展. 医学信息，2016，（15）：59-60.

3. 俞晓杰，吴毅. 运动创伤的康复治疗进展. 国外医学（骨科学分册），2004，（2）：71-75.

4. Sun Y，Gan T J，Dubose J W，et al. Acupuncture and related techniques for postoperative pain：a systematic review of randomized controlled trials. Br J Anaesth，2008，101（2）：151-160.

5. Sim C K，Xu P C，Pua H L，et al. Effects of electroacupuncture on intraoperative and postoperative analgesic requirement. Acupunct Med，2002，20（2-3）：56-65.

6. Eshkevari L. Acupuncture and pain：a review of the literature. AANA J，2003，71（5）：361-370.

7. Lambert M. ICSI releases guideline on chronic pain assessment and

management. Am Fam Physician, 2010, 82 (4): 434-439.

8. Manniche C, Asmussen K, Lauritsen B, et al. Intensive dynamic back exercises with or without hyperextension in chronic back pain after surgery for lumbar disc protrusion. A clinical trial. Spine (Phila Pa 1976), 1993, 18 (5): 560-567.

9. Timm K E. A randomized-control study of active and passive treatments for chronic low back pain following L5 laminectomy. J Orthop Sports Phys Ther, 1994, 20 (6): 276-286.

10. Thibault P, Loisel P, Durand M J, et al. Psychological predictors of pain expression and activity intolerance in chronic pain patients. Pain, 2008, 139 (1): 47-54.

11. Bair M J, Robinson R L, Katon W, et al. Depression and pain comorbidity: a literature review. Arch Intern Med, 2003, 163 (20): 2433-2445.

12. Sturgeon J A. Psychological therapies for the management of chronic pain. Psychol Res Behav Manag, 2014, 7: 115-124.

（卢　帆　刘　慧）

术后急性疼痛发生机制的探索

39. 术后急性疼痛的动物模型探索

虽然很多急性疼痛动物模型为临床术后急性疼痛的管理提供了理论依据，但术后疼痛主要来源于切口疼痛，因此与其他抗原诱导的疼痛（如福尔马林注射疼痛、辣椒素注射疼痛）的发生机制是有显著差异的。成功建立术后急性疼痛的临床模型——切口痛模型，对于深入研究术后急性疼痛的发生机制有十分重要的作用。

（1）术后急性疼痛的动物模型

①开腹手术模型：大鼠全身麻醉后实施卵巢子宫切除术是第一个模拟开腹术后急性疼痛的动物模型。通过压爪试验测量机械伤害性阈值的改变，结果显示阈值在开腹术后明显下降，但因为测量的并非切口，因此临床意义有限，该模型未能广泛使用。

②肋缘下切口模型：模拟临床右侧肋缘切口手术，将大鼠麻醉后，平行于最后一根肋骨，在其下方 0.5cm 处切开皮肤，直

达腹腔，并粗暴地牵拉肌肉、内脏结构。术后 24 小时检测大鼠的活动力和抚育能力下降 50%。用大鼠建立的肋缘下切口模型显示，术后 24 小时大鼠活动力降低了 50%。

③足底切口疼痛模型：足底切口疼痛模型采用钝刀片在大鼠足底距离脚后跟 0.5cm 的位置实施长 1cm 的纵行切口，保证肌肉两端完整，尼龙线缝合伤口，术后 2 天拆线（图 2）。监测发现，对大鼠伤口进行累积疼痛评分显示，术后 2 小时疼痛评分为 19 分，术后第 1 天为 16 分，术后第 2 天为 11 分。足底切口疼痛模型目前已成为研究急性术后疼痛最常用的模型。

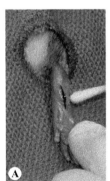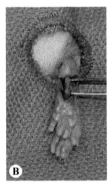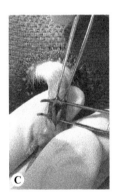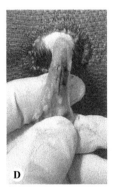

图 2 足底切口疼痛模型的建立

注：A：从足跟 0.5cm 处在皮肤和皮下筋膜组织实施长 1cm 的纵向切口；B：提起深部的曲肌；C：钝性纵向分离肌肉，但保留两端完整；D：止血后缝合伤口。

（2）足底切口模型研究术后疼痛机制

①外周敏化：Aδ 和 C 纤维的敏化是自发性疼痛和机械 / 热痛觉过敏的原因，行为学和神经生理学检查显示，肌肉伤害性感

受器 C 纤维的自发电活动在自发性疼痛的发生机制中有重要作用。TRPV1 受体上调，中性粒细胞趋化释放多种前炎症因子和内源性阿片肽与热痛觉过敏的发生机制有关。

②中枢敏化：证据显示手术后的持续疼痛状态部分原因是脊髓背角神经元的兴奋性持续改变，通过他们对刷和挤压的反应，脊髓背角神经元显示出宽动态范围（wide dynamic range，WDR）和高阈值（high-threshold，HT）特点。足底切口将引起所有的 WDR 和 HT 神经元背景活动增高，1 小时后有 40% 的神经元背景活动持续升高。因此这些结果显示足底切口会引起脊髓背角神经元激活和中枢敏化。与其疼痛模型中 NMDA 受体的作用机制相反，足底切口模型的研究显示 NMDA 受体并未参与切口伤后的脊髓神经元敏化，而非 NMDA 受体家族成员 AMPA 受体拮抗剂参与了脊髓疼痛行为的传导。以大鼠足底切口为模型，研究显示，GABAA 和 GABAB 受体的活化可以降低足底切口的机械和温度觉痛觉敏感，但对自发性疼痛行为没有影响。同时检测脊髓背角神经元的 GABAA 受体亚基 α2、GABAA 受体亚基 α3 及 GABAB 亚基的数量显示没有变化，提示 GABA 参与痛觉调控是由其他机制决定的，需要进一步研究。

40. 术后急性疼痛的功能核磁共振研究

在健康志愿者右前臂制造长 4m、深 5 ～ 7mm 的切口，这是一项研究术后急性切口疼痛的临床模型，采用功能核磁共振评估不同大脑区域的激活，结果发现伤口对侧大脑的躯体感觉皮层、额叶皮层和边缘系统的活性在受伤后发生显著的一过性变化，伤后 2 分钟达到顶峰，前扣带回皮层、岛叶皮层、丘脑、额叶皮层和躯体感觉皮层的大脑活性的变化与疼痛评分明显相关。

综上所述，足底切口疼痛模型建立以来，对术后急性疼痛的发生机制的深入研究给予提示，术后急性疼痛、炎性疼痛、神经病理性疼痛在很多方面是完全不同的，因此仍有待进一步研究，特别是机制研究与临床转化的距离仍然十分遥远，如何将机制研究成果转化为临床所用，也应是今后术后急性疼痛研究的方向。

参考文献

1. Pogatzki-Zahn E M，Wagner C，Meinhardt-Renner A，et al.Coding of incisional pain in the brain：a functional magnetic resonance imaging study in human volunteers. Anesthesiology，2010，112（2）：406-417.

2. Brennan T J，Zahn P K，Pogatzki-Zahn E M.Mechanisms of incisional pain. Anesthesiol Clin North America，2005，23（1）：1-20.

（刘　飞）

从机制出发，对疼痛治疗方法的探索

　　手术及创伤后慢性疼痛发病机制较为复杂，相同的手术可能术后出现不同表现类型的慢性疼痛，不同手术也可能产生相同症状的慢性疼痛。关于术后慢性疼痛机制的研究目前还有很多未能明确。但无论机制如何，总是先有手术及创伤才会有手术及创伤后慢性疼痛，慢性疼痛的治疗应从可预期的疼痛产生之前开始，但对于创伤患者由于无法预期创伤何时发生，因此无法做到创伤前开始治疗，这类患者应尽早开始治疗。慢性疼痛产生的机制较为复杂，单一药物治疗效果较差，应根据不同的疼痛产生机制，采用联合药物治疗成为一种趋势。慢性疼痛治疗中还有很多治疗技术可以应用，每种治疗技术在一定的患者身上都取得了一定的效果，但没有一种治疗可以覆盖所有的慢性疼痛治疗，因此应考虑多种不同治疗技术的联合应用。同时，慢性疼痛除了患者感受疼痛本身，还会伴随焦虑、抑郁、饮食和睡眠障碍等，严重影响疼痛患者的生活质量，给患者、家庭和社会带来沉重负担，因此慢性疼痛的治疗不应只局限于一个科室，应建立多学科的慢性疼痛治疗体系。

综上所述，根据慢性疼痛研究现状及特点，未来的慢性疼痛治疗方法的研究方向主要有 3 个方面：早期治疗、持续全程，联合用药，且多学科慢性疼痛管理。

41. 早期治疗、持续全程

（1）区域阻滞技术的应用

鉴于对疼痛产生生理基础的了解，慢性疼痛的产生源于手术及创伤引起的组织损伤，组织损伤可能直接造成神经损伤或者引起神经递质和炎性介质的释放，从而引起中枢敏化或外周敏化。既然手术及创伤为始发因素，如果能够阻断外周伤害性刺激向中枢的传导，就可以防止中枢敏化及外周敏化的发生。神经阻滞或者局部麻醉都可以阻断这一过程，因此有理由认为伤害性刺激发生之前神经阻滞或者局部麻醉可以减少术后慢性疼痛的发生或降低慢性疼痛的程度。

最近的研究表明，多种手术术前接受区域阻滞可以明显降低术后慢性疼痛的发生率，这些手术包括胸外科手术、乳腺外科手术、开腹肠道手术、剖宫产手术及截肢手术等。上述研究大部分是关于硬膜外镇痛方式，是否其他区域阻滞技术也会产生相似的效果还需要进一步研究加以证实。在区域阻滞预防慢性疼痛的研究中，应注意镇痛时间的影响，外周敏化和中枢敏化的产生和疼痛的产生有关，由于区域阻滞药物作用时间的限制，单次作用后患者的伤害性刺激并未完全消失，因此如果单纯考虑实施区域阻滞与慢性疼痛发生率之间的关系，可能得不出有效的结论。

（2）药物治疗

无论是"超前镇痛"还是"预防性镇痛"都强调在疼痛产生之前进行干预，这种干预除了上述提到的区域阻滞技术外，就是应用药物进行干预。可供选择的药物主要有阿片类药物、NSAIDs 类药物、NMDA 受体拮抗剂（氯胺酮等）、抗惊厥药物（加巴喷丁、普瑞巴林等）。对于这些药物应用效果的研究目前还没有定论，结果并不统一。

从文献中可以看出这类研究结果不一的原因：①药物应用时间较短，大部分研究均是术前给予上述药物研究术后疼痛程度及其对术后慢性疼痛的影响，但术后患者因组织损伤所产生的疼痛会持续很长时间，如果药物作用不能覆盖损伤愈合的全程，还是会造成中枢敏化及外周敏化。②未考虑药物的镇痛强度，以NSAIDs 药物为例，这类药物适用于中度疼痛的治疗，而且具有封顶效应，因此对于重度疼痛，其治疗效果较差，如果出现重度疼痛时应用此类药物还是会引起中枢敏化。

总之，对于药物的研究应先了解不同手术及创伤的自然疼痛病程，根据疼痛持续时间、强度早期、足量、全程应用的相应镇痛药物，才可能产生较为满意的效果。

（3）良好的术后急性疼痛管理

研究表明，术后急性疼痛的程度与术后慢性疼痛有很强的相关性。良好的术后急性疼痛管理可以降低术后慢性疼痛的发生率，但是目前术后急性疼痛管理还没有达到满意的效果，其原因为资源不足、技术问题、利益冲突及种族和文化冲突。

42. 联合用药

鉴于慢性疼痛的复杂性，单一的药物治疗很难达到缓解疼痛的满意效果。药物的联合使用是慢性疼痛多模式综合治疗的一个重要组成部分，而药物治疗的关键是在有效治疗和可接受的不良反应之间寻求平衡。完全消除疼痛几乎是不可能的，但临床试验研究表明，将疼痛水平降低30%，患者的痛苦体验就能得到极大改善。虽然慢性疼痛的机制尚不清楚，但它一般伴随着神经系统兴奋性升高，因此抗惊厥药、抗抑郁药及阿片类药物均能产生一定的镇痛效果。许多治疗慢性疼痛的药物都是中枢神经系统抑制剂，可能会损害患者的能量代谢、记忆和运动能力。临床上常采取减少剂量的方式去减少单一药物制剂引起的不良反应，但剂量减少也会导致镇痛效果降低。理想情况下，如果联合应用第二种药物能在不良反应不累加的情况下增加镇痛效果，将会使得患者能够使用最低剂量的药物而获得最佳疗效。药物联合使用在急性疼痛的治疗方面有广泛的循证依据，对于慢性疼痛很有可能也是适用的。

43. 多学科慢性疼痛管理

在慢性疼痛的多种治疗方式中，多学科治疗拥有疗效好、花费少、医源性并发症低等方面的优势。

在 20 世纪 40 年代，塔科马总医院的 John Bonica 等人意识到，由于慢性疼痛的复杂性，需要生物、心理、社会多学科的综合治疗方法，随后慢性疼痛的多学科疗法在世界各地发展起来。尽管多学科疗法的组成部分有所不同，但 Okifuji 等人认为，典型的多学科治疗方案包括药物治疗、分级物理锻炼、疼痛和心理的综合治疗。最重要的是认识到慢性疼痛是一种复杂的病痛，传统的生物医学模式不能充分解决其相关的问题。

多学科慢性疼痛治疗方案最初始于美国，现已在全世界蓬勃发展。1998 年，法国卫生部颁布了首部慢性疼痛治疗规范，并启动了第一个三级慢性疼痛治疗国家计划。此后，法国慢性疼痛治疗国家计划又被两次修订发布。2010 年，由澳大利亚和新西兰麻醉学院、全国疼痛医学院、澳大利亚疼痛学会带领的小组发起了"全国疼痛战略"。这份 94 页的战略文件强调，对患者要做到多学科评估和管理，至少要涉及生理、心理、环境危险因素等三个方面，认为多学科治疗有最充分的证据支持，并应该在各级应用。2010 年，来自 15 个欧洲国家的疼痛专家也达成共识并发表报告，强调了多学科治疗在慢性疼痛管理中的应用。撰写此报告的专家组是由多个学科的专家构成的，包括内科医生、律师、政府官员、卫生经济学家、疼痛患者代表、制药公司代表等。在中国还没有相应的多学科共同参与的慢性疼痛管理门诊，鉴于中国疼痛治疗的发展，未来多学科共同参与的慢性疼痛治疗必然会成为一种趋势。

（冯　艺）

疑难病例及临床经验分享

44. 病例一：微导管技术治疗有典型根性症状的腰椎手术失败综合征

（1）病历资料

患者，男，75岁。

主诉：腰腿痛3年，加重1年。

现病史：患者3年前无明显诱因出现腰部及双下肢疼痛，以左下肢疼痛明显，为阵发性酸痛不适，久坐久站及走路后疼痛加重，平卧可缓解，未做特殊诊疗。症状持续2年后加重，并出现间歇性跛行，以"腰椎间盘突出症"收入云南省某医院住院治疗，于2017年3月行"腰椎椎弓根钉棒系统内固定术"，术后症状无明显缓解。为求进一步诊疗而至香港某医院就诊，于2017年6月行"腰椎间盘置换术"，症状稍有缓解。入院前1个月症状再次反复，呈发作性加重，影响睡眠。以"腰腿痛"收入我院疼痛科。

既往史：糖尿病史 5 年，胰岛素皮下注射控制血糖尚可。

专科检查：VAS 评分 5 分，腰椎活动受限，L4、L5 椎体棘突、棘旁压痛，左侧梨状肌出口压痛，沿坐骨神经走行压痛，仰卧挺腹试验（+），左下肢直腿抬高试验（+），股神经牵拉试验（+），肌力及感觉正常。病理反射未引出。

辅助检查：2017 年 4 年 19 日腰椎正侧位片、骨盆正位片回报：L4 ～ L5 椎体内固定术后；L1 椎体楔形样变，腰椎骨质增生；骨盆骨质未见异常。2017 年 10 月 22 日腰椎 MRI 平扫回示：L4、L5 椎体呈术后改变；腰椎间盘退行性改变，L2 ～ L4、L5/S1 椎间盘膨出。

（2）诊疗过程

保守治疗阶段：①口服营养神经、活血化淤药物对症治疗，并给予塞来昔布 200mg q12h po 镇痛，乙哌立松 50mg tid po 缓解肌肉紧张状态；②辅助理疗及冲击波缓解局部疼痛症状；③硬膜外阻滞行椎管内治疗。

患者经 5 天保守治疗后疼痛有所缓解，VAS 评分 3 ～ 4 分，但仍然影响行走，综合评估后考虑行微导管手术以松解粘连的神经根，扩张椎间孔以缓解疼痛。

患者于入院后第 5 天局部麻醉下行微导管脊神经松解术、椎间孔扩大术。手术过程顺利，术后患者恢复良好，术后左下肢直腿抬高实验转为阴性，术后第 3 天间歇性跛行症状明显减轻。

（3）讨论

腰椎间盘突出症、腰椎椎管狭窄症、腰椎滑脱等腰椎病变等均是临床的常见疾病，保守治疗无效者多需要手术治疗。近年来，随着影像学技术的发展，腰椎病变的定性、定位诊断日趋精确，伴随着多种手术方式的问世与成熟，使得腰椎疾病的外科治疗得到了长足的发展。但临床上仍常见患者手术后症状和体征未完全缓解，或暂时缓解后又出现症状，甚至加重。

腰椎手术失败综合征是指一次或多次手术后，患者出现复发性或持续性的下腰痛，伴或不伴有放射性神经痛。国内外学者称之为腰椎手术失败综合征（failed back surgery syndrome，FBSS）。FBSS 曾被定义为一次或多次腰椎手术后仍然存在或又发生腰背痛，伴或不伴有坐骨神经痛。近来定义被更新为腰椎手术结果未达到术者与患者手术前的期望值，即为腰椎手术失败综合征。

FBSS 发生率报道不一，有学者报道高达腰椎手术后的 10% ～ 40%。过去由于其病因的复杂性及缺乏高质量的临床试验，FBSS 的诊治未形成统一的规范和标准。

现在疼痛科有很多方法来缓解 FBSS 症状，包括药物对症治疗、神经阻滞、射频消融、微导管技术及椎间孔镜技术，针对不同患者选用个体化的治疗，可达到不同程度的镇痛效果。

该例为典型的术后腰痛不缓解症状，磁共振回示经过 2 次开放性手术后，已经无明显椎间盘突出卡压，但患者根性症状持续存在，并伴有椎管狭窄，这可能与术后神经根粘连相关。采用微创的微导管技术，松解粘连的神经根及椎间孔可起到进一步减压的效果，并且该手术创伤小，患者痛苦少，此类反复手术的患者易于接受，并且疗效显著。

现骨科腰椎术后腰腿痛不缓解在门诊属于常见病，现疼痛科的神经阻滞、微创手术等可与骨科治疗相互配合，共同缓解患者疼痛症状，值得临床推广。

45. 病例二：保守－微创治疗典型 FBSS

（1）病历资料

患者，男，67 岁。

主诉：腰及双下肢疼痛 12 余年，再发加重半年。

现病史：患者于 2006 年因"腰痛、腰椎滑脱"在我院行"腰椎椎弓根棒系统内固定术"，术后症状减轻。2012 年 10 月因腰及双下肢疼痛来我院疼痛科就诊，行 MRI 后显示："L5/S1 椎间盘突出"，遂于 2012 年 11 月行"经后路 L5/S1 椎板切除减压椎间盘切除置骨融合钉棒系统内固定术"，手术顺利，术后下肢疼痛明显好转，自觉恢复可。2013 年 10 月自觉左下肢疼痛加重，影响走路，再次入我院疼痛科诊治，复查颈胸腰 MRI 未见明显异常，给予硬膜外阻滞，疼痛好转后出院，出院后觉腰及双下肢疼痛，呈进行性加重，并放射至双足及足底。2014 年再次因"腰及双下肢疼痛"入院，复查腰椎核磁未见明显异常，内固定在位。双下肢肌电图示：双下肢胫腓神经受损。请神经内科医生会诊后考虑周围神经病变，给予止痛，抗神经痛药物、辅助物理治疗后好转。2016 年 9 月再次出现"腰及双下肢疼痛"入院治疗，行椎间孔扩大术及脊髓神经根松解术、臭氧镇痛术后疼痛明显好转出院。2017 年 5 月再次因"腰及双下肢疼痛 12 余年，再发加重半年"就诊入院。

既往史：高血压病史 5 年，规律服用"厄贝沙坦"，达到血压控制。

专科检查：VAS 评分 5 分，腰椎活动受限，L4、L5 椎体棘突、棘旁压痛，双侧臀中肌压痛（+），左侧梨状肌出口压痛，沿坐骨神经走行压痛，仰卧挺腹试验（+），左下肢直腿抬高试验（+），股神经牵拉试验（+），左下肢肌力及感觉较右侧减退。右下肢直腿抬高试验（可疑阳性）加强试验（+），股神经牵拉试验（±），右下肢肌力及肌张力正常，感觉对比上肢减退。病理反射未引出。

辅助检查：2012 年 MRI，腰椎间盘退行性改变，L5/S1 椎间盘突出，左侧神经根稍受压；2013 年 MRI，颈椎、胸椎退行性改变，腰椎退行性改变，L5/S1 内固定稳定；2014 年 MRI，腰椎退行性改变，L5/S1 内固定稳定，L5/S1 双侧椎间孔及椎管稍窄；2016 年 MRI，L4 椎体轻度向前滑脱，腰椎退行性病变，L5/S1 双侧椎间孔及椎管变窄；2017 年 DR，腰骶椎退行性病变，L5/S1 排列欠稳定，L5/S1 内固定稳定，T7 楔形样变。

（2）诊疗过程

保守治疗阶段：①口服营养神经、活血化淤药物对症治疗，并给予塞来昔布 200mg q12h po 镇痛，乙哌立松 50mg tid po 缓解肌肉紧张状态；②辅助物理治疗及冲击波缓解局部疼痛症状；③硬膜外阻滞行椎管内治疗。

患者经 7 天保守治疗后疼痛有所缓解，VAS 评分 4 分，但仍然影响行走，综合评估后考虑再次行微导管手术以松解粘连的神经根，并行神经根射频术、臭氧镇痛术。患者于入院后第 7 天行局部麻醉下微导管手术以松解粘连的神经根，并行神经根射频术、臭氧镇痛术。手术过程顺利，术后患者恢复良好，术后左下肢直腿抬高实验转为阴性，术后第 5 天间歇性跛行症状明显减轻。

（3）讨论

腰椎手术失败综合征（failed back surgery syndrome，FBSS）是指因腰椎各种疾患接受手术的患者，术后仍有顽固性的腰骶部疼痛，伴或不伴下肢感觉和运动功能、大小便功能障碍，患者和术者对预期效果均不满意。FBSS 对患者影响最大的是持续的顽固性疼痛，Doth 等研究发现疼痛是导致患者生活质量降低的主要原因，Hussain 等认为尽管在术后给予多达 3 个月的干预治疗，疼痛仍可能存在，转归为慢性疼痛。

引起 FBSS 发病原因有以下几种。

1）病因诊断错误

随着影像学发展，医生过分依赖磁共振成像（MRI）、CT检查，临床中某些患者影像学结果与症状体征部分不符，导致术者对手术责任节段确定失误，出现对非责任节段干预过多、责任节段遗漏等。

2）手术因素

硬膜外瘢痕粘连及瘢痕体质。Kim等认为腰椎术后硬膜外瘢痕粘连是造成FBSS发生的主要原因。硬膜外瘢痕形成是人体对创伤的自然修复反应，是一种病理炎性反应过程，而炎性反应使神经根的敏感性明显增强，再则增生的瘢痕组织对神经根及周围窦神经粘连牵拉，造成机械性压迫，进一步加重疼痛及神经症状。有研究表明，术中、术后硬膜外的出血、血肿与瘢痕组织的致密程度及剂量的多少直接相关，血肿促使成纤维细胞在硬膜外趋化聚集，导致瘢痕组织向椎管内扩展，即硬膜外纤维化。临床症状表现为在术后有1～2年的缓解期，随后症状逐渐加重，因此在临床中对于瘢痕体质患者，应交代术后FBSS发生的可能性。

①定位错误：在术前，医生需定位以初步确定手术范围，而部分患者存在骶椎腰化、腰椎骶化移行椎等结构变异，由于医生在阅读X线片及MRI时并未发现，或术中透视设备影像不够清晰，定位时容易产生错误。

②减压不彻底：术后残留部分症状的常见原因，甚至加重原有症状（如手术残留髓核会加速其退变），导致再次突出或游离

于椎管内，引发腰腿痛，甚至产生脊髓压迫症状。椎管侧隐窝区为神经根走行通道，是椎管最狭窄的部分，侧隐窝狭窄未能有效解除是 FBSS 发生的重要因素，因此可将侧隐窝扩大术作为椎间盘突出症手术的常规步骤。

③神经损伤：术者操作不当可造成脊髓神经损伤，有研究发现，术中脊髓神经损伤的发生率为 2.3% ～ 17.8%。刘昱彰等认为椎弓根植入椎管内、过多使用明胶海绵及止血纱布、神经根及窦神经节解剖变异、止血时电极烧灼热、对神经根管减压不足时行滑脱复位、骨凿对神经的冲击伤、咬骨钳对神经的压迫伤是造成医源性神经损伤的主要原因。

④腰椎不稳：由于椎间盘受损或摘除后，椎间高度变小、小关节沉降、韧带破坏等使腰椎前后柱应力发生改变，从而导致脊柱生物力学紊乱，加重腰椎不稳。

3）邻近节段退变

传统腰椎融合术是在肉眼直视下完成椎间盘髓核摘除，术后再突出发生率低，但面临的问题是术后邻近节段退变（adjacent segment disease，ASD），腰椎本身退变的不可逆性和（或）腰椎融合术使邻近节段应力增加是其发生的主要原因。

4）感染

感染与手术操作的无菌原则、围手术期管理、基础疾病、抗生素合理使用、手术创伤及术后切口处理等多因素相关。原本减轻的腰腿痛症状持续加重、持续性发热、伤口红肿渗出、血沉及

C 反应蛋白等炎性指标升高患者需高度怀疑感染。

5）骨质疏松症

腰椎疾病伴骨质疏松症的患者，其腰痛不单纯由椎间盘突出、椎管狭窄引起，骨质疏松症引起的骨痛也是腰痛的重要原因，而腰椎手术是对神经根、椎管的减压，能对下肢症状起到明显缓解作用，而骨痛引起的腰痛未得到解决，同时手术植钉减压会使椎体及椎弓根产生微小骨折，刺激骨周围组织的痛觉感受器，造成患者腰痛。部分研究发现腰椎疾病伴骨质疏松症的手术患者是 FBSS 的高发人群，并指出在手术过程中，骨质疏松症患者更容易产生骨渣、碎屑并残留在椎管内，造成继发性椎管狭窄，从而引起术后腰腿痛症状。

6）其他因素

患者精神状态躯体化、抑郁症、负性心理活动等心理原因造成 FBSS。FBSS 对患者影响最大的是持续的顽固性疼痛，非常影响患者的生活质量，目前因国内对疼痛早期治疗重视不够，心理方面的影响尚未关注，未采取有效的治疗方法，从而转为慢性疼痛，因此患者到疼痛科就诊时疼痛已是慢性顽固性疼痛。目前国内多采取保守——微创——开刀阶梯式治疗。

此患者为典型的 FBSS 患者，病程长且症状呈现进行性加重的趋势。从影像学资料分析，椎间孔变窄及神经根卡压、粘连也是一个进行性加重的趋势。该患者出现 FBSS 的原因可能有如下几点：

①患者可能为硬膜外瘢痕粘连及瘢痕体质。术中对硬膜外及神经根附近的刺激及牵拉导致硬膜外瘢痕形成，而炎性反应使神经根的敏感性明显增强。

②患者可能伴有神经损伤。从该患者的症状及资料，尤其肌电图已显示神经损伤，可能由于术中脊髓神经损伤。

③患者腰椎不稳。后期的 DR 片均证实患者腰椎不稳定。由于椎间盘受损或摘除后，椎间高度变小、小关节沉降、韧带破坏等使腰椎前后柱应力发生改变，从而导致脊柱生物力学紊乱，加重腰椎不稳。

④患者邻近节段退变。患者后期的 DR 及 MRI 均显示腰椎退行性病变，椎管变窄。

⑤患者伴有骨质疏松症。患者 2017 年 DR 片伴随胸椎的楔形样变，提示伴有骨质疏松症。

⑥其他因素。患者由于长期多年忍受下肢疼痛，长期就诊我科，伴有焦虑、烦躁等情绪。

目前国内 FBSS 的治疗多采取保守加微创的方法，在保守治疗不佳后多选择微创治疗，微创翻修术的报道越来越多。脊柱内镜技术具有创伤小、不破坏脊柱结构、效果良好等优点，其中椎间孔镜技术被广泛应用，方法是行侧后方入路，从扩大的椎间孔进入椎管，避开了腰椎后方的瘢痕粘连区域，能有效地摘除髓核组织，对神经根、脊髓进行减压。国内外微创治疗 FBSS 方法还有很多，如神经阻滞，其短期疗效好，但难以持久。朱谦等对比研究神经阻滞和腰脊神经后内侧支射频毁损治疗腰椎术后腰痛，发现后侧内支毁损的中远期效果明显优于神经阻滞，认为腰臀部疼痛与腰脊神经后侧内支受激惹有关。另外，臭氧可氧化椎间盘髓核组织从而降低椎间盘内压力，动物实验表明，臭氧能抑制、减少瘢痕的形成，还能松解瘢痕。邵新军等采用射频热凝联合臭氧盘内注射取得了满意效果。

此外，脊髓刺激疗法是指在椎管的硬膜外腔植入刺激电极产生电流，刺激脊髓后角感觉神经元及后柱传导束，阻断疼痛传导信号的一种神经调控方法，但只能减轻50%～70%的疼痛，尽管脊髓刺激疗法5年内疼痛改善的平均数逐年有所下降，但仍有70%的患者采用此疗法。微创治疗被广大患者所接受，并且对大部分患者症状有改善，值得推广，而且初次手术使用微创技术，如盘镜和孔镜技术、经皮椎弓根钉技术、棘突旁肌间入路技术、斜向微创椎体间融合术、经侧方入路腰椎融合术、极外侧椎体间融合术等，也能有效减少 FBSS 的发生率。但对于复杂病例，还需要进行翻修手术治疗。

对该患者的治疗是个长期的，由保守到微创的过程，在疾病的早期，我们采取物理治疗、冲击波治疗和神经阻滞可取得良好的治疗效果，而随着疾病的发展，神经阻滞及椎管内治疗只是短期内有效。

后期的 MRI 及症状显示，患者椎管狭窄、神经卡压及神经受损，因此最终采取了神经根松解术及神经射频术，取得了良好的效果。这也是根据患者症状出现的可能的原因进行治疗。该患者的治疗是个综合性治疗，微创手术可以改善术后神经根粘连、减轻瘢痕粘连，复合神经射频术减轻神经激惹及敏感性、物理治疗、抗骨质疏松治疗，心理治疗等综合性治疗后采取的较好的治疗效果。

从该患者的病历分析得出，FBSS 病因复杂、症状顽固，仍有部分患者无法明确病因。在治疗方面，医生常在保守与手术治疗之间选择，然而微创手术更容易使患者接受，是治疗 FBSS 的发展方向。在疼痛科中，经微创的微导管技术，松解粘连的神经根及椎间孔，可起到进一步减压的效果。该手术创伤小，患者痛苦少，对于此类反复手术的患者易于接受，并且疗效显著。神经根射频术可以降低神经激惹性、敏感性等达到缓解根型症状，安全性高，可反复治疗。虽然微创治疗被广大患者所接受，并且对大部分患者症状有改善，值得推广，但是微创手术带来的效果可能随着时间的推移、患者疾病的进程发展，患者的症状可能再次出现，部分患者还可能需要手术治疗。

现骨科腰椎术后患者腰腿痛不缓解或者腰腿痛再发的患者在疼痛门诊属于常见病，现疼痛科的神经阻滞、微创手术等可与骨科相互配合，共同缓解患者疼痛症状，值得临床推广。

46. 病例三：奇神经节阻滞治疗产后会阴部疼痛

（1）病例资料

患者，女，37 岁。

主诉：产后会阴区疼痛 5 年，加重 2 年。

现病史：患者自述 5 年前行第二次剖宫产术后开始出现会阴部疼痛，为持续性烧灼痛、刺痛，小便后及触碰后加重，经期疼痛缓解，经复疼痛又起。经多方寻医未见好转，口服"元胡止痛片"等止痛药效果不佳。2 年前上述症状再发加重，经多家医院治疗未见好转，今为求进一步治疗，门诊以"会阴痛查因"收住我院。

既往史：曾先后 2 次行剖宫产术，对"甲硝唑、磺胺"过敏，有输血史，余无特殊。

专科检查：VAS 评分 4 分。会阴区大小阴唇外侧皮肤有触痛，痛觉过敏，余会阴区皮肤感觉正常。腰椎活动正常，腰椎生理曲度存在，腰椎各棘突无明显压痛。

辅助检查：2017 年 8 月 21 日我院腰椎正侧位片回报：腰椎骨质未见明显异常；双侧骶髂关节密度稍高、模糊，请结合临床。2017 年 8 月 23 日盆腔 MRI 回报：双侧附件区多发异常信号，考虑生理性卵泡可能；子宫前壁改变，结合"患者自述 5 年前行第二次剖宫产术"史，考虑术后改变。2017 年 8 月 24 日人类白细胞抗原 HLA-B27 阴性。

（2）诊疗过程

口服营养神经、消炎止痛药物，并给予加巴喷丁 0.2g tid 镇痛；复方利多卡因乳膏会阴区外敷。

患者于入院后第 2 天行"B 超引导下奇神经节 + 星状神经节

阻滞术"，疗程持续 5 天。患者自述第 2 次行"B 超引导下奇神经节 + 星状神经节阻滞术"后疼痛有明显缓解，并分别于入院的第 4、第 8、第 10 天行"B 超下 S1 脊神经后支阻滞术"。入院第 6 天，患者 VAS 评分已降至 2 分。待患者出院时疼痛已基本缓解，会阴区不适感基本消失。

（3）讨论

会阴部组织疏松，血管和神经丰富，对疼痛特别敏感。多数女性都会在产后发生会阴痛，特别是受压迫时。可能的原因有：

①分娩时会阴擦伤或裂伤，或与会阴切开术密切相关，其会使皮肤肌肉切断，神经分离、断裂，加上缝合，引起创口性疼痛。

②会阴水肿，伤口缝线紧勒，会引起持续的水肿性疼痛。

③伤口出血形成血肿，会引起明显的胀痛。

④伤口肠线未吸收或伤口纤维组织增生引起的硬结，分别会在产后引起未吸收痛及硬结性痛。

⑤会阴脓肿形成，当伤口出现肿胀、疼痛、硬结并在挤压时有脓性分泌物，特别是脓肿未成熟时疼痛特别明显。

奇神经节（anglion impar）又称 walther 神经节、ImPar 神经节、尾神经节，是腰交感神经链的终端结合点。奇神经节接受腰骶部的交感及副交感神经纤维，并提供盆腔脏器及生殖器官部位的交感神经支配。其位置位于骶尾联合部的前方，在此水平可行神经阻滞（射频毁损）。奇神经节阻滞或毁损对顽固性会阴部疼痛是有效的。

对于原发性或继发性会阴痛，经奇神经节阻滞或毁损后多数患者疼痛得到部分缓解甚至痊愈，因此临床上如果遇到顽固性会阴痛患者，在排除盆腔脏器性疼痛后，可以进行奇神经节阻滞或毁损进行诊断性治疗。

虽然奇神经节阻滞或毁损临床疗效已有肯定，但对于奇神经节的研究还没有停止，例如"应用奇神经节射频热凝术治疗会阴痛的报道，16 例患者即刻优良率 93.8%，治疗后 18 个月时优良率在 85% 以上，效果是确切的""奇神经节阻滞配合加巴喷丁治疗会阴部带状疱疹后神经痛，患者耐受性好，会阴部疼痛明显缓解""阴部神经联合奇神经节脉冲射频治疗会阴部疼痛，11 例患者整体治疗效果满意，无明显并发症"等。医学的探索是永无止境的，关于奇神经节和会阴痛的研究也在继续。

（张小梅）

相关指南及新进展解读

47. 腹股沟疝术后慢性疼痛处理流程国际共识解读

腹股沟疝修补术是普通外科的常见手术，5%～10%的患者在术后会发生中度至重度慢性疼痛综合征（chronic postoperative inguinal pain，CPIP），表现为切口或手术解剖区域附近沿神经分布的烧灼痛，伴随感觉减退、外周神经阻滞缓解疼痛的有效临床三联征。2011年发布了《腹股沟疝术后慢性疼痛管理国际指南》，将CPIP定义为腹股沟疝修补术后由于直接的神经损伤或躯体感觉障碍疾病导致出现新的疼痛或不同性质的疼痛（区别于疝修补术前存在疼痛）。

2015年，由荷兰、英国和美国腹股沟疝领域的国际专家组发起并建立了CPIP处理流程的国际共识。如果疼痛在术后康复过程中加重，或疼痛症状在常规康复期后仍持续存在，推荐予以3个月的观察期并采用镇痛药物保守治疗方法。CPIP患者在

3 ～ 6 个月的观察期后疼痛没有改善，需要多学科疼痛小组进行处理，如仍然无效，则需考虑复发疝修补、补片瘤切除、疝、神经切除等手术治疗。

48. 《术后疼痛管理指南》解读"做好围术期急性疼痛管理，减轻术后慢性疼痛"

2016 年，由美国疼痛学会（American Pain Society，APS）、美国区域麻醉和疼痛学会（American Society of Regional Anesthesia and Pain Medicine，ASRA）和美国麻醉医师协会（American Society of Anesthesiologists，ASA）共同发布了术后疼痛管理循证医学临床实践指南；2017 年，中华医学会麻醉学分会发布《成人手术后疼痛处理专家共识》。两部指南中提出：做好围术期急性疼痛管理能降低术后慢性疼痛的发生率。

推荐围术期对患者进行个性化镇痛，实施多模式镇痛策略，联合应用不同镇痛技术或不同作用机制的镇痛药物，作用于疼痛传导通路的不同靶点，发挥镇痛的相加或协同作用。具体方法有：①超声引导下的外周神经阻滞与伤口局部麻醉药浸润复合；②外周神经阻滞和（或）伤口局部麻醉药浸润＋对乙酰氨基酚；③外周神经阻滞和（或）伤口局部麻醉药浸润＋ NSAIDs 药物或阿片类药物或其他药物；④全身使用（静脉或口服）对乙酰氨基酚和（或）NSAIDs 药物和阿片类药物及其他类药物（如加巴喷丁、普瑞巴林）的组合。APS/ASRA/ASA 指南中还强调了局部麻醉 /

外周神经阻滞及对乙酰氨基酚和（或）NSAIDs 药物在围术期急性疼痛管理中的重要作用。当患者需要胃肠外途径给药时，推荐选择经静脉患者自控镇痛（PICA）。

49. 基因多态性与术后慢性疼痛研究新进展

通过基因的多态性预测 CPSP 的发生已成为新的研究热点。为了验证基因多态性与 CPSP 的发生及严重程度是否相关。2016年，英国麻醉杂志发表的一篇系统综述详细总结了 17 项队列研究中的 5269 例患者资料，发现与 CPSP 发生及严重程度相关（有统计学差异）的基因变异包括 *COMT* 基因、*OPRM1*、钾通道基因、*GCH1*、*CACNG*、*CHRNA6*、*P2X7R*、细胞因子相关基因、人白细胞基因、*DRD2* 和 *ATXN1*。因为纳入研究之间的异质性，该研究尚不能得出确定性的结论，将来需要大样本的全基因组相关的队列研究来提供更准确的证据。此外，将来的研究还需要整合遗传相关的危险因素与现有已知的危险因素来提高 CPSP 预测模型的准确性。

50. NSAIDs 类新药研发进展

NSAIDs 药物能减少外周和中枢敏化，在 CPSP 的治疗中具有不可替代的作用。由于 NSAIDs 存在胃肠道、心血管、凝血系统的不良反应，新型 NSAIDs 药物的研究目的是增加镇痛效果的同时减少不良反应。

第一类新药是选择性 COX-2 抑制剂（塞来昔布和罗非昔布），特点是提高了胃肠道安全性，同时也增加了心血管系统风险。因为罗非昔布对心血管系统不良事件的严重影响，2004 年罗非昔布下市。

第二类新药是 NSAIDs 新剂型（布洛芬、吡罗昔康口腔崩解片）、NSAIDs 渗透泵技术（半透膜、渗透压活性物质、推动剂）及新型高分子材料药物载体（如微球、脂质体等）的应用。此外，研发者通过改变用药途径（软膏、凝胶、贴剂、栓剂），避免首过消除效应，减少 NSAIDs 对胃肠道的刺激。

第三类新药是 NSAIDs 复合制剂，其含有 NSAIDs 和胃黏膜保护剂，如米索前列醇、奥美拉唑、法莫替丁等。

第四类新药通过纳米技术制成微粒体，提高生物利用度、降低使用剂量，从而相应降低 NSAIDs 的不良反应。

此外，还有一些正在研制的新药，如用于关节腔内注射的透明质酸 -NSAIDs、NO-SH-NSAIDs，COX/LOX 的双重抑制剂等，均是为了达到增强抗炎效果，同时降低胃肠道不良反应的目标。

51. "围术期使用普瑞巴林预防术后慢性疼痛" 需要更多的证据

普瑞巴林（Pregabalin）是一种 α_2-δ 钙离子通道调节剂，能减少神经递质的释放，降低神经元的兴奋性，减轻外周和中枢神经元敏化，是治疗神经病理性疼痛的一线药物。围术期使用普瑞巴林是否可以预防慢性疼痛的发生?

2012 年麻醉与镇痛杂志 *Anesthesia and Analgesia* 发表了一篇系统综述,纳入 3 项研究,经 Meta 分析,普瑞巴林能有效降低心脏、膝关节术后慢性疼痛的发生率（*OR*=0.09，95% *CI*：0.02 ～ 0.79）。2013 年另一项 Meta 分析加入了新的 2 项研究进行比较,得出普瑞巴林不能预防慢性术后疼痛的发生。2017 年 *Pain* 杂志发表的系统综述收集了既往研究中部分未发表的数据,样本量更大,共纳入 18 项研究,2458 例患者。在术后 3 个月、6 个月、12 个月,普瑞巴林组与对照组相比,并没有明显降低术后慢性疼痛的发生率。

今后有关术后疼痛的研究中应更加重视 CPSP 问题,进行长期随访,为临床实践提供更强的证据。

参考文献

1. Alfieri S，Amid P K，Campanelli G，et al. International guidelines for prevention and management of post-operative chronic pain following inguinal hernia surgery. Hernia，2011，15（3）：239-249.

2. Lange J F，Kaufmann R，Wijsmuller A R，et al. An international consensus algorithm for management of chronic postoperative inguinal pain. Hernia, 2015, 19 (1)：33-43.

3. Chou R，Gordon D B，de Leon-Casasola O A，et al. Management of postoperative pain：a clinical practice guideline from the American Pain Society，the

American Society of Regional Anesthesia and Pain Medicine, and the American Society of Anesthesiologists' Committee on Regional Anesthesia, Executive Committee, and Administrative Council. J Pain, 2016, 17 (2): 131-157.

4. 徐建国. 成人手术后疼痛处理专家共识. 临床麻醉学杂志, 2017, 33 (9): 911-917.

5. Hoofwijk D M, van Reij R R, Rutten B P, et al. Genetic polymorphisms and their association with the prevalence and severity of chronic postsurgical pain: a systematic review. Br J Anaesth, 2016, 117 (6): 708-719.

6. Clarke H, Bonin R P, Orser B A, et al. The prevention of chronic postsurgical pain using gabapentin and pregabalin: a combined systematic review and meta-analysis. Anesth Analg, 2012, 115 (2): 428-442.

7. Chaparro L E, Smith S A, Moore R A, et al. Pharmacotherapy for the prevention of chronic pain after surgery in adults. Cochrane Database Syst Rev, 2013, (7): CD008307.

8. Martinez V, Pichard X, Fletcher D. Perioperative pregabalin administration does not prevent chronic postoperative pain: systematic review with a meta-analysis of randomized trials. Pain, 2017, 158 (5): 775-783.

（郑碧鑫 刘 慧）

出版者后记
Postscript

科学技术文献出版社自 1973 年成立即开始出版医学图书，40 余年来，医学图书的内容和出版形式都发生了很大变化，这些无一不与医学的发展和进步相关。《中国医学临床百家》从 2016 年策划至今，感谢 600 余位权威专家对每本书、每个细节的精雕细琢，现已出版作品近百种。2018 年，丛书全面展开学科总主编制，由各个学科权威专家指导本学科相关出版工作，我们以饱满的热情迎来了《中国医学临床百家》丛书各个分卷的诞生，也期待着《中国医学临床百家》丛书的出版工作更加科学与规范。

近几年，中国的临床医学有了很大的发展，在国际医学领域也开始崭露头角。以北京天坛医院牵头的 CHANCE 研究成果改写美国脑血管病二级预防指南为标志，中国一批临床专家的科研成果正在走向世界。但是，这些权威临床专家的科研成果多数首先发表在国外期刊上，之后才在国内期刊、会议中展现。如果出版专著，又为多人合著，专家个人的观点和成果精华被稀释。为改变这种零落的展现方式，作为科技部所属的唯一一家出版机构，我们有责任为中国的临床医生提供一个系统展示临床研究成果的舞台。为此，我们策划出版了这套高端医学专著——《中国医学临床百家》丛书。

"百家"既指临床各学科的权威专家，也取百家争鸣之义。

丛书中每一本书阐述一种疾病的最新研究成果及专家观点，按年度持续出版，强调医学知识的权威性和时效性，以期细致、连续、全面展示我国临床医学的发展历程。与其他医学专著相比，本丛书具有出版周期短、持续性强、主题突出、内容精练、阅读体验佳等特点。在图书出版的同时，同步通过万方数据库等互联网平台进入全国的医院，让各级临床医师和医学科研人员通过数据库检索到专家观点，并能迅速在临床实践中得以应用。

在与作者沟通过程中，他们对丛书出版的高度认可给了我们坚定的信心。北京协和医院邱贵兴院士说"这个项目是出版界的创新……项目持续开展下去，对促进中国临床学科的发展能起到很大作用"。中国人民解放军第二军医大学孙颖浩校长表示"我鼓励我国的泌尿外科医生把自己的创新成果和宝贵的经验传播给国内同行，我期待本丛书的出版"；北京大学第一医院霍勇教授认为"百家丛书很有意义"。我们感谢这么多临床专家积极参与本丛书的写作，他们在深夜里的奋笔，感动着我们，鼓舞着我们，这是对本丛书的巨大支持，也是对我们出版工作的肯定，我们由衷地感谢作者的支持与付出！

在传统媒体与新兴媒体相融合的今天，打造好这套在互联网时代出版与传播的高端医学专著，为临床科研成果的快速转化服务，为中国临床医学的创新及临床医师诊疗水平的提升服务，我们一直在努力！

科学技术文献出版社